大健康系列教材

健康大数据技术与应用导论

主 编 韩良福 胡奇志 张明玖
副主编 冯毅翀 宿 凡 荆纯祥 娄方丽

西南交通大学出版社
·成 都·

图书在版编目（CIP）数据

健康大数据技术与应用导论 / 韩良福，胡奇志，张
明玖主编. —成都：西南交通大学出版社，2022.11
（2024.1 重印）
　大健康系列教材
　ISBN 978-7-5643-8995-6

　Ⅰ. ①健… Ⅱ. ①韩… ②胡… ③张… Ⅲ. ①数据处
理–应用–医疗卫生服务–高等学校–教材　Ⅳ.
①R199-39

中国版本图书馆 CIP 数据核字（2022）第 205004 号

Jiankang Dashuju Jishu yu Yingyong Daolun
健康大数据技术与应用导论

主编　韩良福　胡奇志　张明玖

责任编辑　　孟秀芝
封面设计　　阎冰洁

出版发行　　西南交通大学出版社
　　　　　　（四川省成都市金牛区二环路北一段 111 号
　　　　　　西南交通大学创新大厦 21 楼）
邮政编码　　610031
营销部电话　028-87600564　028-87600533
网址　　　　http://www.xnjdcbs.com
印刷　　　　四川煤田地质制图印务有限责任公司

成品尺寸　　185 mm × 260 mm
印张　　　　12.5
字数　　　　280 千
版次　　　　2022 年 11 月第 1 版
印次　　　　2024 年 1 月第 2 次
定价　　　　36.00 元
书号　　　　ISBN 978-7-5643-8995-6

大 健 康 系 列 教 材

建设委员会

《健康大数据技术与应用导论》

编委会

主　编　韩良福　胡奇志　张明玖

副主编　冯毅翀　宿　凡　荆纯祥　娄方丽

编　委　（以姓氏笔画为序）

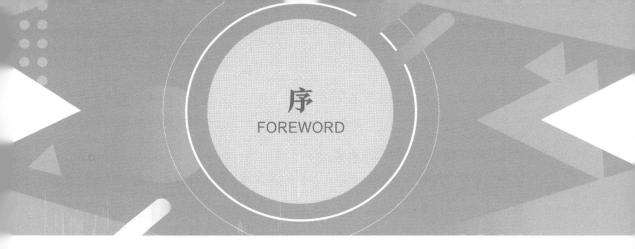

序
FOREWORD

党的十八大以来，以习近平同志为核心的党中央把维护人民健康摆在更加突出的位置。为推进健康中国建设，提高人民健康水平，2016 年，中共中央、国务院印发并实施《"健康中国 2030"规划纲要》。2017 年，党的十九大作出实施健康中国战略的重大决策部署。2019 年 6 月，国务院印发《国务院关于实施健康中国行动的意见》，指出人民健康是民族昌盛和国家富强的重要标志，为健康中国行动明确了具体目标，也为全民的健康服务事业发展提供了行动指南。

健康中国的内涵，不仅是确保人民身体健康，更涵盖全体人民健康环境、健康经济、健康社会在内的"大健康"。习近平总书记强调，"要倡导健康文明的生活方式，树立大卫生、大健康的观念，把以治病为中心转变为以人民健康为中心"。所谓大健康，就是围绕人的衣食住行、生老病死，对生命实施全程、全面、全要素地呵护，不仅追求个体身体健康，也追求心理健康、精神健康。构建大健康体系、推进健康中国建设，需要在各个领域深化改革、守正创新。

2020 年上半年，新冠疫情在全球范围暴发，使"健康"成为全球性议题，也使人们的健康理念发生深刻变化。这场疫情给健康管理服务体系和健康管理学科提出更多、更深层次的需求，也暴露出我们在很多问题上认识的不足，以及相关领域人才的匮乏。

面对疫情提出的新挑战，实施"健康中国"战略的新任务，世界医学发展的新要求，我国医学人才培养结构亟须优化，人才培养质量亟待提高。因此，高校医学类专业如何加快专业教育变革，立足学科体系建设，形成更高水平人才培养体系，推动后疫情时代相关专业规范化、高质量发展，提升专业人才培养和精准服务能力，成为一个突出的、紧迫的课题。这也对健康教育教材的编写理念，内容的更新速度、全面性和生活性等方面提出了新的更高要求。

在此背景下，西南交通大学出版社立足西南高校，重点针对应用型本科高校学生的特点，以培养应用型技术技能型人才为目标，适时组织策划了这套"大健康"系列教材。本套教材的编写适应时代要求，以推进"健康中国"建设为使命，符合我国高等医学教育改革和健康服务业发展趋势，突出内容上的两个特点：一是坚持"三基五性三特定"的基本原则，力求体现专业学科特点和"以学生为中心"的编撰理念。二是展现大健康体系建设的开创性与实用性，并按照"课程思政"教学体系改革的要求，体现了教材的"思政内涵"；丰富了教材的呈现方式，实现了数字技术与教材的深度融合，也体现了本套教材侧重应用性的编写初衷。

无论是常态化疫情防控，还是推进"健康中国"建设，都需要党和政府强力推进，更需要全社会普遍参与。把健康融入所有政策之中，将卫生健康事业从少数部门的业务工作变成全党全社会的大事，才能为提高人民健康奠定更广泛的社会基础。本套教材的出版，对推动建设具有中国特色的健康管理学科，培养复合应用型公共卫生与健康人才，构建大健康体系，助力"健康中国"战略实施，具有一定的推动作用。同时，本套教材可作为各地培养大健康产业发展急需专业人才的通用性系列教学用书，还可以满足广大读者对大健康产业发展知识与技能的自学之需，填补了目前国内这方面教材的短板与不足，实现了编写者们辛勤努力的共同愿景。

为此，特以作序。

海南医学院管理学院
海南南海健康产业研究院　　曾　渝

2021 年 6 月 30 日于海口

前言
PREFACE

作为健康服务与管理专业的主要基础课程之一，本教材立足培养学生对大数据基本概念和原理、管理方法及健康大数据相关的管理信息系统知识的运用，普及智慧医疗、健康大数据等概念及其应用，提高学生的大数据通识与健康管理信息系统能力，培养出符合时代发展需要的健康管理专业人才。本教材可作为全国高等院校健康服务与管理及相关专业本科教材，也可作为高职高专院校相关专业的教材。

本教材秉承系列教材编写初衷，以专业培养为出发点，力求教材具有系统性和创新性。编写上坚持"三基五性三特定"，按照特定的对象、特定的要求，基于大数据的维度，侧重数据获取的管理信息系统建设，介绍健康管理数据获取系统的基本架构、涵盖内容、不同场景下的系统搭建应用，注重思想性、科学性、先进性、启发性、适用性原则。

本教材内容分为三大部分，第一部分为健康信息管理基础知识，包括第一章大数据概述和第二章健康与大数据，主要介绍大数据与健康管理相关应用的基本概念、系统架构和发展趋势。第二部分为个人和公共健康信息管理系统的介绍，包括第三章大数据在健康中的应用、第四章大数据与健康环境、第五章大数据与健康生活、第六章大数据与健康保障、第七章大数据与健康服务，主要介绍大数据在健康环境、健康生活、健康保障和健康服务等领域的应用。第三部分为健康信息管理产业新业态和未来展望，包括第八章大数据与大健康业态模式、第九章大数据支撑的健康信息生态体系。

全书紧密结合"健康中国2030"规划、《"十三五"全国人口健康信息化发展规划》（国卫规划发〔2017〕6号），以人口健康信息化和医疗健康大数据应用为重点内容，重应用、重技能，且纸质内容和数字资源相互融合，相互补充，以期给学生呈现最佳的学习素材。

本教材编写分工具体为：导论（韩良福、冯毅翀），第一章（孙志鹏、韩良福），

第二章（韩良福、宋达、韩熠），第三章（韩良福、田辉、宿凡、段力），第四章（吴新荣、张红星、韩良福），第五章（荆纯祥、冯毅翀、黄世旺），第六章（胡奇志、张明玖、吴新荣），第七章（娄方丽、宿凡、胡奇志、韩良福），第八章（张明玖、张子钱、曾晖、韩熠），第九章（孙志鹏、荆纯祥、荣冬芸），韩熠协助了排版整理，胡奇志负责全书的统稿工作。

　　大数据与健康管理属于较为崭新的领域，可资借鉴的成熟体系较少，且伴随着大量新技术、新理念不断涌现。本教材是按照大数据与健康管理的行业规划线索，广泛参阅相关研究文献进行编写的。本教材疏漏和不妥之处难以避免，恳请同行专家和读者批评，以便后期一并修正。

目 录
CONTENTS

导　论

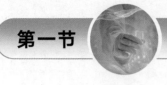

第一节　健康大数据应用成为发展趋势

在当下"无处不数据"的时代，大数据将为健康和医疗领域带来深刻变革，因为该领域已经走过了思想革命的概念阶段，逐步迈入商业模式创新时期。

随着"大数据 + 人工智能 + 物联网"等新技术的融合，健康医疗大数据的市场关注度将持续保持高位，政府、医疗机构和商业保险等将成为健康医疗付费的重要主体，从而带动大数据企业成长以及新一轮产业增长。在大数据技术的应用下，健康管理、基因测序、智能养老等全生命周期环节都有大数据技术的落地和应用。

医疗健康大数据按照获取来源可以分为医院医疗大数据、区域卫生服务平台医疗健康大数据、疾病监测大数据、自我量化大数据、网络大数据和生物大数据六类。

医院医疗大数据：产生于医院常规临床诊治、科研和管理过程，包括各种门急诊记录、住院记录、影像记录、实验室记录、用药记录、手术记录、随访记录和医保数据等。

区域卫生服务平台医疗健康大数据：通过医疗健康服务平台汇集整合区域内很多家医院和相关医疗机构的医疗健康数据。

疾病监测大数据：基于大量人群的医学研究或疾病监测，包括各种全国性抽样调查和疾病监测数据。

自我量化大数据：基于移动物联网的个人身体体征和活动的自我量化数据，是一种新型的医疗健康大数据。它包含血压、心率、血糖、呼吸、睡眠、体育锻炼等信息。

网络大数据：互联网上与医学相关的各种数据。网络大数据产生于社交互联网关于疾病、健康或寻医的话题、互联网上购药行为、健康网站访问行为等。

生物信息大数据：主要是关于生物标本和基因测序的信息，直接关系到临床的个性化诊疗和精准医疗。

一、国外医疗健康大数据环境

美国是最早意识到要开放数据的国家，并于 2010 年通过颁布总统令等措施推动政府数据公开，开始了包括医疗健康行业的大数据建设。此外，美国大数据巨头正在积极展开医疗健康行业大数据布局。

英国政府向医疗行业投入大量资金研发高新科技，英国国家医疗服务系统 NHS（National Health Service）被誉为 20 世纪英国最伟大的成就，这一系统涵盖了庞大而完备的英国医疗数据，包括全面的病人的健康记录、疾病数据等信息。英国使用医疗健康大数据旗舰平台集中了最为详尽的全英国家庭医生和医院记录的病例以及社会服务信息。英国通过将医疗数据资源进行统一归口、共享、分析，不断探索更好地认识病患、研发药物和治疗方式的途径。

日本政府要求全国的医疗机构在 2014 年末之前原则上必须采用电子化方式，并计划建立诊疗保健系统、个人健康信息登记系统，应用 AI（人工智能）进行医疗诊断支援、支援护理的标准化等。日本政府还提出应用 ICT（信息与通信技术）、AI 推进医疗、护理改革的应用路线图。2018 年将修订诊疗费方案，对使用 AI 进行诊疗给予一定程度的激励。在 2020 年实现全新的健康医疗体系。

二、国内医疗健康大数据环境

（一）移动医疗发展，大数据先行

随着我国"信息消费""健康服务业""人口健康信息化"等系列相关政策的制定与实施，云计算、物联网、大数据、移动互联等技术的深入应用，移动智能终端与可穿戴设备应用也逐步成熟，致力于医疗健康服务的移动医疗产业定将大放异彩。

（二）2022 年互联网医疗领域"政策大开闸"

3 月 5 日，李克强总理在政府工作报告中明确提出，在医疗、养老等多领域推进"互联网＋"进程。4 月 1 日，李克强总理在上海华山医院盛赞互联网远程医疗。

4 月 28 日，《国务院办公厅关于促进"互联网＋医疗健康"发展的意见》（国办发〔2018〕26 号）（以下简称《意见》）发布，明确支持"互联网＋医疗健康"发展。《意见》包含以下三个部分：健全"互联网＋医疗健康"服务体系、完善"互联网＋医疗健康"支撑体系、加强行业监管和安全保障。当然，在看到突破的同时，市场也有声音表示，在筹资渠道、医院管理、业务模式、技术安全等方面，还有待进一步更新、完善相应政策。

为贯彻落实国办发〔2018〕26 号文件，国家卫生健康委员会、财政部、国家中医药管理局发布了《关于做好 2022 年国家基本公共卫生服务项目工作的通知》（国卫基层发〔2022〕21 号）（以下简称《通知》）。《通知》指出，年度重点工作是切实发挥电子健康档案在基本公共卫生服务和健康管理中的基础支撑和便民服务作用。根据各地基层信息化和电子健康档案建设水平以及居民健康服务实际需求，以高血压、糖尿病等慢性病患者、孕产妇、0～6 岁儿童、65 岁以上老年人等重点人群为突破口，通过智能客户端、电视、App、网站等形式，在保障个人信息安全的情况下，推进电子健康档案向个人开放，方便群众查询自身健康信息，调动群众参与自我健康管理的积极性，提高群众获得感。近年来，我国累计出台了多项政策文件的支持（部分文件摘录见表 0.1）。

表 0.1 医疗大数据部分文件摘录

年份	政策/文件/会议	内容概要
2016	《国务院办公厅关于促进和规范健康医疗大数据应用发展的指导意见》	大力推动政府健康医疗信息系统和公众健康医疗数据互联融合、开放共享，消除信息孤岛，积极营造促进健康医疗大数据安全规范、创新应用的发展环境，通过"互联网＋健康医疗"探索服务新模式、培育发展新业态。到 2020 年，建成国家医疗卫生信息分级开放应用平台，实现与人口、法人、空间地理等基础数据资源跨部门、跨区域共享，医疗、医药、医保和健康各相关领域数据融合应用取得明显成效；统筹区域布局，依托现有资源建成 100 个区域临床医学数据示范中心，基本实现城乡居民拥有规范化的电子健康档案和功能完备的健康卡
	《国务院关于整合城乡居民基本医疗保险制度的意见》	完善信息系统：整合现有信息系统，支撑城乡居民医保制度运行和功能拓展。推动城乡居民医保信息系统与定点机构信息系统、医疗救助信息系统的业务协同和信息共享，做好城乡居民医保信息系统与参与经办服务的商业保险机构信息系统必要的信息交换和数据共享
2015	《国务院关于印发促进大数据发展行动纲要的通知》	医疗健康服务大数据。构建电子健康档案、电子病历数据库，建设覆盖公共卫生、医疗服务、医疗保障、药品供应、计划生育和综合管理业务的医疗健康管理和服务大数据应用体系。探索预约挂号、分级诊疗、远程医疗、检查检验结果共享、防治结合、医养结合、健康咨询等服务，优化形成规范、共享、互信的诊疗流程。鼓励和规范有关企事业单位开展医疗健康大数据创新应用研究，构建综合健康服务应用。 社会保障服务大数据。建设由城市延伸到农村的统一社会救助、社会福利、社会保障大数据平台，加强与相关部门的数据对接和信息共享，支撑大数据在劳动用工和社保基金监管、医疗保险对医疗服务行为监控、劳动保障监察、内控稽核以及人力资源社会保障相关政策制定和执行效果跟踪评价等方面的应用。利用大数据创新服务模式，为社会公众提供更为个性化、更具针对性的服务
	人社部《关于全面推进基本医疗保险医疗服务智能监控经办规程》	以业务需求为导向、信息系统建设为基础，用两年左右时间，在全国所有统筹地区普遍开展智能监控工作，逐步实现对门诊、住院、购药等各类医疗服务行为的全面、及时、高效监控。2016 年，全国所有统筹地区开展智能监控工作
	《深化医疗卫生体系体制改革 2014 年工作总结和 2015 年重点工作任务》	制定推进远程医疗服务的政策措施，统筹建设省、市、县级人口健康信息平台
	《全国医疗卫生服务体系规划纲要（2015—2020 年）》	开展健康中国云服务计划，积极应用移动互联网、物联网、云计算、可穿戴设备等新技术，推动惠及全民的健康信息服务和智慧医疗服务，推动健康大数据的应用。到 2020 年，全面建成互联互通的国家、省、市、县四级人口健康信息平台，实现公共卫生、计划生育、医疗服务、医疗保障、药品供应、综合管理等六大业务应用系统的互联互通和业务协同。积极推动移动互联网、远程医疗服务等发展

中国发展优势得天独厚。发展大数据，中国奋起直追。近年来，阿里巴巴、腾讯、百度、京东、小米等企业快速成长，成为大数据发展的巨头，带领国内大数据产业高歌猛进。京、津、沪、渝、穗、冀、贵等省市政府先后出台大数据研究与发展行动计划。国内各城市也争先恐后抢抓大数据机遇。

党的十八届五中全会公报提出要实施"国家大数据战略"，大数据第一次被写入党的全会决议，标志着大数据战略正式上升为国家战略。可以说，党的五中全会，开启了大数据建设的新篇章。

第二节　健康大数据技术日趋成熟

一、大数据技术引领生活新变化

中国工程院院士高文说："不管你是否认同，大数据时代已经来临，并将深刻地改变着我们的工作和生活。"2015 年 5 月，习近平在给国际教育信息化大会的贺信中说："当今世界，科技进步日新月异，互联网、云计算、大数据等现代信息技术深刻改变着人类的思维、生产、生活、学习方式，深刻展示了世界发展的前景。"

2009 年，谷歌公司把美国人最频繁检索的词条和美国疾病中心季节性流感传播时期的数据对比，建立数学模型，准确预测了 2009 年甲型 H1N1 流感的暴发和传播。智能环、智能血压仪等可穿戴设备出现，用户身体的生理数据成为被记录和分析的内容……可见，在大数据时代，数据改变人们观念，推动产业、科研、教育、家庭和社会等各个层面变革，使我们的生活更加美好。

二、大数据技术应用性增强、易用性提升

从数据全生命周期看，大数据从数据源经过分析挖掘到最终获得价值需要经过 5 个环节，包括数据准备、数据存储与管理、计算处理、数据分析和知识展现。

Hadoop 自 2006 年诞生以来，就被视为支撑大数据存储的最佳技术之一。各大厂商相继推出了 Hadoop 的发行版和商业版，其稳定性和安全性得到了很好的改善；同时，Hadoop 也在通过向自己的产品中加入 Hadoop 元素，实现 Hadoop 商业化过程，提升 Hadoop 相关产品的易用性。

（一）大数据的系统架构应用性增强

Hadoop 分布式应用，提升了使用信息资产率及经济价值。通过对这一系统的应用以及对分布式应用技术的使用，实现了深入性分析，从而形成了相关的分析结果。参照相关的分析数据，就数据信息中的数据资源展开深入性挖掘，从而挖掘潜在发展价值。大数据技术整体架构如图 0.1 所示。

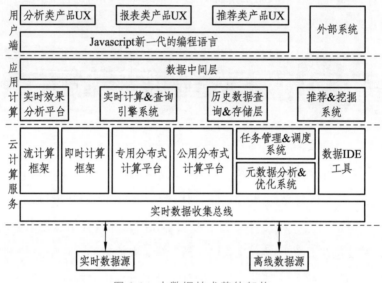

图 0.1　大数据技术整体架构

Hadoop 主要的功能组件有：

（1）Hadoop Common：包含 HDFS、MapReduce 和其他项目公共内容。

（2）HDFS：Hadoop 分布式文件系统。

（3）MapReduce：一个用于并行处理大数据集的软件框架。Map 函数接受一组数据并将其转换为一个键/值对列表，输入域中的每个元素对应一个键/值对。Reduce 函数接受 Map 函数生成的列表，然后根据它们的键（为每个键生成一个键/值对）缩小键/值对列表。

（4）HBase：类似 Google BigTable 的分布式 NoSQL 列数据库。

（5）Hive：基于 Hadoop 的一个数据仓库工具，可以将结构化的数据文件映射为一张数据库表，并提供完整的 sql 查询功能，可以将 sql 语句转换为 MapReduce 任务进行运行。

（6）Zookeeper：分布式锁，提供类似 Google Chubby 的功能。

（7）Avro：新的数据序列化格式与传输工具，将逐步取代 Hadoop 原有的 IPC 机制。

（8）Pig：大数据数据流分析平台，为用户提供多种接口。

（9）Sqoop：在 Hadoop 与传统的数据库间进行数据的传递。

（二）大数据关键技术易用性提升

1. 大数据存储技术

数据的海量化和快增长以及数据格式的多样化是大数据对存储技术提出的首要挑战。要求底层硬件架构和文件系统在性价比上要大大高于传统技术，并能够弹性扩展存储容量。大数据存储技术示意图如图 0.2 所示。

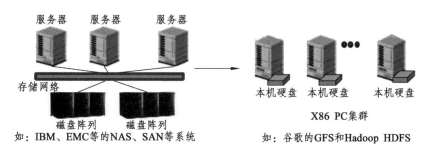

图 0.2　大数据存储技术示意图

传统的网络附着存储系统（NAS）和存储区域网络（SAN）等体系，存储和计算的物理设备分离，它们之间要通过网络接口连接，这导致在进行数据密集型计算（Data Intensive Computing）时 I/O 容易成为瓶颈。单机文件系统不提供数据冗余、可扩展性、容错及并发能力差。

最新的谷歌文件系统（GFS）和 Hadoop 的分布式文件系统 HDFS（Hadoop Distributed File System）奠定了大数据存储技术的基础。GFS/HDFS 将计算和存储节点在物理上结合在一起，从而避免在数据密集计算中易形成的 I/O 吞吐量的制约，同时这类分布式存储系统的文件系统也采用了分布式架构，能达到较高的并发访问能力。

2. 并行计算能力

大数据的分析挖掘是数据密集型计算，需要巨大的计算能力。针对不同计算场景发展出特定分布式计算框架。Yahoo 提出的 S4 系统、Twitter 的 Storm、谷歌 2010 年公布的 Dremel 系统 MapReduce 内存化以提高实时性的 Spark 框架。大数据并行计算技术示意图如图 0.3 所示。

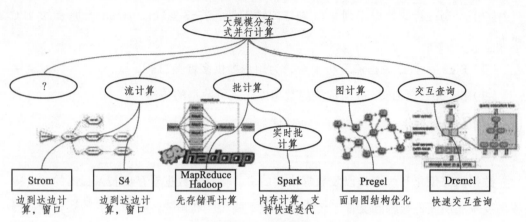

图 0.3　大数据并行计算技术示意图

3. 数据分析技术

大数据时代下的数据处理技术要求更高，数据处理成效提升、数据处理职能转变，才能提高数据处理效率。大数据决策示意图如图 0.4 所示。

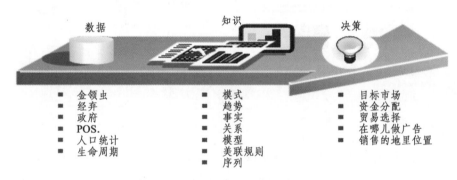

图 0.4　大数据决策示意图

4. 数据显示技术

数据显示模式多样化，譬如：世界杯数据热图的三维呈现（见图 0.5）。

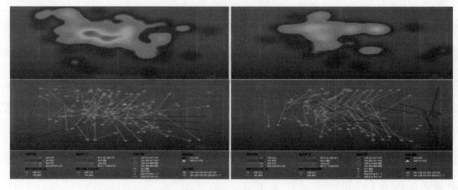

图 0.5　世界杯数据热图：英格兰 vs.意大利 1：2

5. 数据挖掘算法

越来越多的模型、算法出现，大大增强了数据挖掘的易用性。大数据常用挖掘技术示意图如图 0.6 所示。

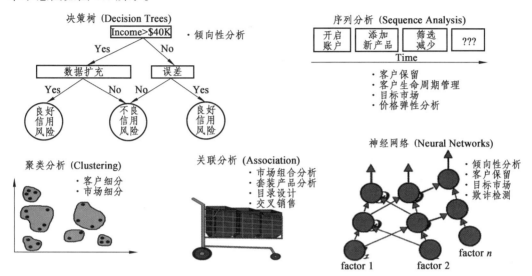

图 0.6　大数据常用挖掘技术示意图

三、健康大数据技术推动医疗健康突破发展

技术互联网和数码设备应用后，医疗技术和医疗手段呈现突破式快速发展趋势，世界范围的医疗技术发展也将影响中国医疗健康产业发展。大数据对于决策产生深远影响，评估治疗方式的性价比、医保定价和报销比例的制定、市场营销的策略；大数据也是循证医学的重要支柱、支持发现和确认有效治疗途径、发现和确认某种疗法的适用人群、寻找和开发相应的伴随诊断方法；大数据会使医疗卫生行业所有参与者受益。大数据关联，可能影响到的利益相关方可以用图 0.7 表示。

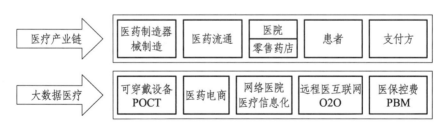

图 0.7　大数据关联的利益相关方

（一）医疗健康大数统合数字化医院建设

大数据提供了一个巨大数据平台，让管理工作实现了电子化、智能化。医院每天产生大量数据，应用大数据技术能推动医院高质量发展。

大数据在现代化医院建设中能有效提升自身竞争力，对分析、统计、预测医院各类数据有着积极的促进作用。大数据统合数字化医院建设案例如图 0.8 所示。

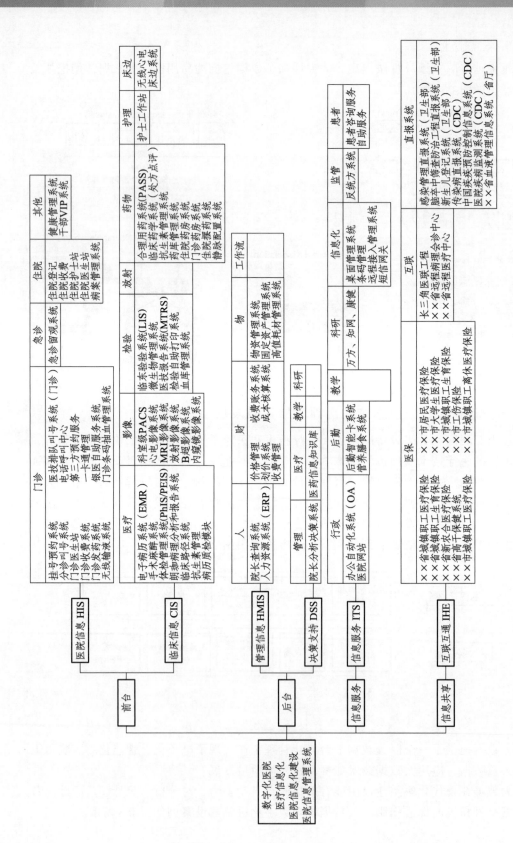

图 0.8 大数据融合数字化医院建设案例

（二）医疗健康大数据赋能智慧医疗

医疗行业大数据融入人工智能、传感技术等高科技，使医疗服务走向真正意义上的智能化。对于公众，它提供着便捷可及的医疗服务；对于医护人员，它提高了诊疗速度，同时，通过大量的数据分析支持诊断。

专家系统让医疗健康大数据和人工智能紧密结合。专家系统具有大量的专业知识与经验，并应用人工智能技术和计算机技术，根据某领域一个或多个专家提供的知识和经验，进行推理和判断，模拟人类专家的决策过程，解决复杂问题。专家系统已历经三个阶段或三代，正向第四代过渡和发展。第一代专家系统（dendral、macsyma 等）以高度专业化、求解专门问题的能力强为特点，但在体系结构的完整性、可移植性、系统的透明性和灵活性等方面存在缺陷。第二代专家系统（mycin、casnet、prospector、hearsay 等）属单学科专业型、应用型系统，其体系结构较完整，移植性方面也有所改善，而且在系统的人机接口、解释机制、知识获取技术、不确定推理技术、增强专家系统的知识表示和推理方法的启发性、通用性等方面都有所改进。第三代专家系统属多学科综合型系统，采用多种人工智能语言，综合采用各种知识表示方法和多种推理机制及控制策略，并开始运用各种知识工程语言、骨架系统及专家系统开发工具和环境来研制大型综合专家系统。在总结前三代专家系统的基础上，我国已开始采用大型多专家协作系统、多种知识表示、综合知识库、自组织解题机制、多学科协同解题与并行推理、专家系统工具与环境、人工神经网络知识获取及学习机制等最新人工智能技术来实现具有多知识库、多主体的第四代专家系统。专家系统、智慧医疗示意图如图 0.9、图 0.10 所示。

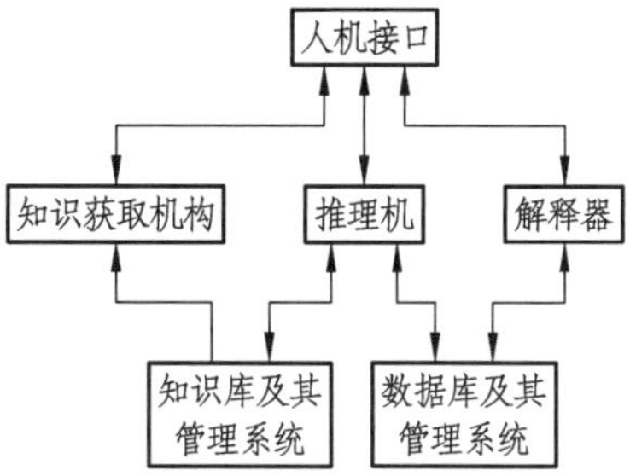

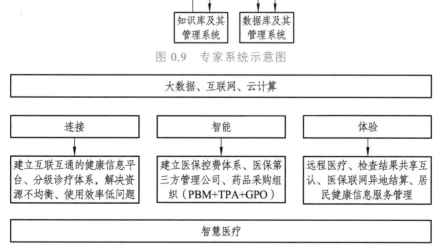

图 0.9　专家系统示意图

图 0.10　智慧医疗示意图

（三）医疗健康大数据助力医改去中心化

1. 医院去中心化

2015 年卫计委将分级诊疗作为医改重点，制定分级诊疗指导意见，并启动公立医院改革试点地区开展分级诊疗试点。2018 年 4 月 28 日，国务院办公厅发布《关于促进"互联网 + 医疗健康"发展的意见》，允许依托医疗机构发展互联网医院，推动医疗健康与互联网的深度融合。

2. 医生去中心化

当前我国医生主要以行政编制的形式依附于医院，并且优秀医生资源集中分布在三甲等知名大医院。为推动医师合理流动，卫计委于 2014 年 11 月发布《关于推进和规范医师多点执业的若干意见》，放宽医师多点执业条件，并简化程序。

3. 药品去中心化

商务部联合发改委等六部门于 2014 年 9 月发布《商务部等六部门关于落实 2014年度医改重点任务提升药品流通服务水平和效率工作的通知》，其鼓励探索由零售药店承担医院门诊药房服务和其他专业服务。同时，国家食品药品监督总局发布《互联网食品药品经营监督管理办法（征求意见稿）》，其规定允许处方药网售。

（四）医疗健康大数据助力"三医联动"

在《"十三五"深化医药卫生体制改革规划》文件中提出，在"分级诊疗、现代医院管理、全民医保、药品供应保障、综合监管等五项制度建设上取得新突破，同时统筹推进相关领域改革"，其中强调推进医疗、医保、医药三者联动改革，即"三医联动"。而"三医联动"其实就是需要通过医疗健康资源的最优配置从而形成合力，使医疗健康资源达成一种约束与规范的利用，最终实现保障人民的医疗服务需求，提升国民的健康水平的目标。在健康资源最优配置中，医疗健康大数的统合是形成合力的关键。

第三节　　健康大数据有待解决的现实问题

实践证据是大数据的重要组成部分。实践证据（RWE）是除去随机临床试验（RCT）外的全部数据。目前，全国范围内医保信息化初具规模，各省、市、县建立了区域医保结算平台，实现了区域内的医保统筹报销等功能，完成了医保信息化初级阶段的工作。但是，由于医保的信息化涉及不同的区域、不同的业务管理部门以及不同的医院机构，并且不同开发商采用不同的系统框架，软硬件平台、开发语言以及不同的标准等，形成了各自复杂的异构系统，整个系统兼容性、开放性、标准性等成为突出性的瓶颈问题。

基层医疗机构 HIS 系统厂家复杂，很多已无后续技术支持；大型医院 HIS 系统仅仅提供医保报销接口，无法获取到深度的医疗数据，给医保监管带来了难度；医疗数据的采集和应用，缺乏相关国家政策和标准支持。

一、区域卫生信息化存在壁垒

区域卫生信息化的重要内容：建立省、市分级数据中心，有效管理大容量健康档案、电子病历、医疗影像数据。电子病历、健康档案、医疗影像数据格式不统一、内容不一样、数据分散存储。区域医疗数据中心建设涉及来自多个业务系统的信息整合、统一存储、统一检索。医疗信息化的现状与趋势如图 0.11 所示。

发展现状：美国/英国为代表的医疗信息化已发展60多年，国内自20世纪90年代引入HIS仍处在照搬发展的阶段；
技术基础：医疗信息系统作为最复杂的系统，涵盖了多类系统、多种IT技术应用，实现全面医疗信息化的技术手段已出现，并趋向成熟发展；
发展趋势：数字信息化是医疗优化发展的必需手段，必将被重点关注和发展。

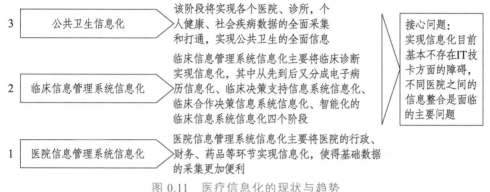

图 0.11　医疗信息化的现状与趋势

二、健康医疗大数据宏观环境

（一）政策环境

国家出台相关政策推进健康医疗大数据应用建设，促使健康医疗大数据产业正在加速形成。在国家积极进行战略布局的同时，地方紧跟国家步伐，持续推进健康医疗大数据采集、融合共享、应用。从政策出台省份来看，广东省出台的健康医疗大数据相关政策最多，北京市和贵州省次之。

（二）市场环境

随着社会老龄化进程加快、城市人口增长和生活节奏加快，处于亚健康状态人群数量不断增加，各种常见病、慢性病使得医疗需求急速上涨。

在医院内部存在过度医疗的问题，而在区域间则存在医疗资源分配不均的问题，针对这些问题，急需医保部门、医疗监管部门通过新技术手段，对不合理的成分进行管控，并通过市场，重新对医疗资源进行再分配。

目前医疗保险支付压力大，控制医疗费用不合理增长，杜绝医疗保障资源的浪费成为医改的难点；而在基本医疗保险支付不足的现状下，商业医疗保险并没有很好地补足。

国内在医疗信息化建设过程中累积了大量医疗数据，但也形成了医疗数据孤岛，未来数据融合管理已经成为趋势。

大数据相关技术发展，使得数据采集更加便利，数据量更为丰富，并使得数据存储、分析和多样化应用成为医疗行业发展新动力。

医疗大数据将为政府在医改决策、医疗资源配置、健全公共卫生体系等方面提供科学依据，"医疗＋大数据"有望成为解决医改问题的最佳途径。

（三）技术环境

健康医疗大数据应用的顺利落地，离不开云计算、物联网、人工智能、区块链、本体建模、机器学习和信息安全等一批新兴技术的支撑。

（1）本体建模技术。该技术是共享概念模型的、明确的、形式化的规范说明，具有强大的知识表示和推理能力，主要应用于异构信息源之间的交互，辅助组织中人与人的沟通等。健康医疗大数据跨区域、跨机构的数据采集、数据交换、信息处理和分析需求，需要相应的医疗健康信息的本体。

（2）多源异构数据整合。健康医疗大数据应用系统需要从不同地点、不同系统、不同标准的数据源进行数据采集、加工和处理，应用大数据通用技术，促进异构信息的融合。

（3）区块链。主要应用于个人医疗记录的保存，构建在区块链上的电子健康病历；提供了一种全新的数据共享方式，提高数据管理效率；提供防伪验证和药品追踪。

（4）机器学习。一种多领域交叉学科技术，专门研究计算机怎样模拟或实现人类的学习行为，以获取新的知识和技能，重组现有的知识结构，改善性能。

（5）隐私数据匿名化。在健康医疗相关领域，患者相关信息、医者相关信息、医疗机构诊疗方案信息属于隐私，在非授权情况下不可以被其他使用者识别出来。匿名化技术采用静态、个性化和面向应用等策略，对相关数据开展加密处理。

第四节　本书编撰的维度

一、关注大数据产业生态现状的维度

2019年，健康医疗大数据产业继续保持稳步增长，随着技术逐步成熟，其应用场景日益丰富，产业生态日渐完善。随着"大数据＋人工智能＋物联网"等新技术的融合，健康医疗大数据的市场关注度将持续保持高位，政府、医疗机构和商业保险等将成为健康医疗付费的重要主体。

我们应理性认识当前我国智慧医疗与医疗大数据数据存在标准不统一、归属权不明确、数据共享困难、缺乏有效运营机制、产业规划和体系不健全等问题。一方面，人类健康意识的觉醒和加深使得医疗健康的需求层次不断提升，刺激大数据技术在医疗领域的深度应用。另一方面，移动/互联网医疗、自动化分析检测仪、可穿戴设备的

普及，使得患者、医生、企业、政府各方都成了数据的直接创造者，每天产生海量的医疗数据，这为医疗大数据的发展提供了重要基础。

从数据全生命周期看，大数据从数据源经过分析挖掘到最终获得价值需要经过五个环节，包括数据准备、数据存储与管理、计算处理、数据分析和知识展现。

虽然五个环节都很重要，基于上述现状，本书编撰更关注数据如何收集，收集的信息化系统如何，这成为本书的重要维度之一。

二、关注大数据产业应用场景的维度

医疗大数据使用主体、应用的场景众多。具体的应用主体包括亚健康及健康群体、患者、医生、医疗机构、政府、药企、保险公司、医药经销商等。医疗大数据根据不同使用主体的差异化需求被广泛应用到行业治理、临床科研、公共卫生、管理决策、惠民服务、产业发展等具体领域。

为此，本书编撰更关注全生命周期健康数据的应用场景，全生命周期健康数据应用场景的信息化系统如何，这成为本书的重要维度之一。

三、基于《"健康中国 2030"规划纲要》框架的维度

《"健康中国 2030"规划纲要》明确指出，要为人民群众提供全方位全周期健康服务。本书编撰关注前面两点的同时，对照《"健康中国 2030"规划纲要》框架，这成为本书的重要维度之一。

第一章

大数据概述

 本章要点

1. **掌握**：大数据的概念及特征，大数据技术的应用与发展方向。
2. **熟悉**：大数据的发展起源及体系形成。
3. **了解**：大数据现状及发展趋势。
4. **思政目标**：充分认识在全球信息化快速发展的背景下，大数据战略的重要意义。认真学习专业知识，积极投身于国家竞争优势塑造、数据强国建设进程。

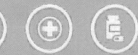

【导读】

新闻：百度健康发布国人健康搜索大数据，洞察2020国民四大健康议题

近日，百度健康发布"2020国人健康搜索大数据"，依托百度健康医典词条关注度、健康科普内容阅读量、百度搜索大数据的精准洞察，从年度十大热搜疾病、心理健康相关问题、问诊需求等方面，梳理了2020年大众对健康内容的关心偏好。报告数据显示，2020年国民对健康相关内容的关注度明显提升，职场人士的健康问题引发热议，面对疫情，民众心理健康问题凸显，心理疏导需求提升，同时，对健康问题的关注也促进了国人健康生活方式的养成。

百度健康负责人表示，新冠肺炎疫情暴发以来，百度健康服务用户数据迅猛增长：百度健康医典权威词条日均浏览量超过2000万次，联合900余位行业顶级专家科普专业健康知识；百度健康问医生来自三甲医院的医生数量超10万人，已发展成领先的健康咨询平台。百度健康还不断从用户需求起点向多元化服务延伸，推出了购药商城、疫苗预约、核酸检测等一系列服务。百度健康"2020国人健康搜索大数据"提供了国人关于健康搜索关注度、偏好度的洞察，将为国民健康习惯的养成提供借鉴。百度健康将继续秉持"用服务创造价值"的理念，洞察国人需求，接入更多的健康资源，拥抱健康生活。（来源：《中国网科学》，2021-01-15。）

第一节　大数据特征与应用

当计算机走进千家万户后，人类开始进入信息时代。在智能手机、平板电脑、可穿戴设备以及种类繁多的数据传感装置普及的今天，数据以惊人的速度和数量增长，互联网的迅猛发展让数据的传输速度越来越快，传输成本越来越低，使得大量数据的获取、存储、传输、处理和分析变得越来越便捷，人类从信息时代进入大数据时代。

全球知名的咨询公司麦肯锡称："数据已经渗透到每一个行业和业务领域，成为重要的组成部分之一。人们对于海量数据的挖掘和运用，预示着新一波生产率增长和消费者盈余浪潮的到来。"大数据正在改变人类生活以及理解世界的方式，成为新发明和新服务的源泉，而更多的改变正蓄势待发……

一、大数据概念

大数据（Big Data）是一个涵盖多种技术的概念，是指无法在一定时间范围内用常规软件工具对其内容进行抓取、管理和处理的数据集合。

维克托·迈尔-舍恩伯格、肯尼斯·库克耶在 2008 年 8 月提出，大数据指不用随机分析法（如抽样调查）这样的捷径，而采用所有数据进行分析处理。2008 年 9 月，美国《自然杂志》（*Nature*），第一次正式提出"大数据"的概念。2011 年 2 月 1 日，《科学杂志》（*Science*），通过社会调查的方式，第一次综合分析了大数据对人类生活造成的影响，详细描述了人类面临的"数据困境"。2011 年 5 月，麦肯锡全球研究院发布报告，第一次给大数据做出相对清晰的定义："大数据是指其大小超出了常规数据库工具获取、存储、管理和分析能力的数据集"。

全球最具权威的 IT 研究与顾问咨询机构 Gartner 将大数据定义为：需要新处理模式才能具有更强的决策力、洞察发现力和流程优化能力的海量、高增长率和多样化的信息资产。毋庸置疑，大数据俨然是 IT 行业的又一次技术变革，对国家治理、企业决策和个人生活都会产生深远的影响。

二、大数据特征

IBM 提出了大数据的 5V 特点，即 Volume（大量）、Velocity（高速）、Variety（多样）、Value（价值）和 Veracity（真实性），如图 1.1 所示。

2015 年 8 月，国务院在《促进大数据发展行动纲要》中指出，大数据是以容量大、类型多、存取速度快、应用价值高为一般特征的数据集合，正快速发展为对数量巨大、来源分散、格式多样的数据进行采集、存储和关联分析，从中发现新知识、创造新价值、提升新能力的新一代信息技术和服务业态。[①]

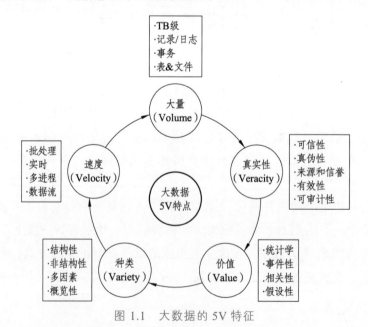

图 1.1　大数据的 5V 特征

图片来源：https://www.sohu.com/a/516638152_121118802.

---

① 《国务院关于印发促进大数据发展行动纲要的通知》（国发〔2015〕50 号）。

（一）大量化（Volume）

大量化指"大数据"的数据体量巨大。2012年12月，市场研究公司IDC发布的第6次《数字宇宙研究报告》（*Digital Universe*）指出，人类社会数据以每年50%的速度增长，每两年就增长1倍。人类最近两年产生的数据量相当于之前产生的全部数据总量。大数据体量增长趋势如图1.2所示。

伴随着云计算、大数据、物联网、人工智能等信息技术的快速发展和传统产业数字化的转型，记录的范围不断扩大，数据量呈现爆炸式增长，急剧增长的数据迫切需要寻求新的处理技术手段。大数据技术描述了一种新一代技术和构架，以更经济的方式，以高速的捕获、发现和分析技术，进一步从各种超大规模的数据中提取价值。

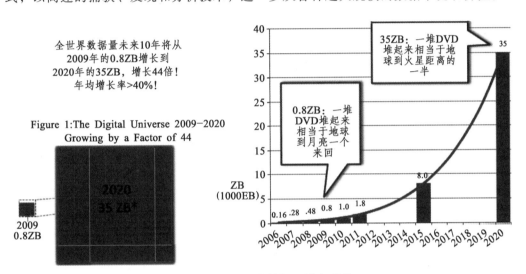

图 1.2 IDC 全球数据量增长趋势

（二）多样化（Variety）

多样化是指大数据的数据类型繁多、来源多样化。从科学研究、企业办公到 web 应用，来自医疗、电信、金融、交通等各行各业的大数据正在源源不断地生成和增加。美国著名未来学家阿尔文·托夫勒曾将大数据盛赞为"第三次浪潮的华彩乐章"。

今天，第三次浪潮已经奔涌而来，各种传感器越做越小，RFID（射频识别）标签在诸多领域被广泛应用，社交媒体让互联网成为人们实时互动和交流协同的载体，数据生产以前所未有的速度发展。个体取代企业成为数据制造的主体，人们一方面通过互联网、社交网络、物联网及时全面地获得大量信息，另一方面又在不断地记录和传播信息。

在数据总量爆炸式增长的同时，数据类型也变得更加复杂，相对于以往便于存储的文本类结构化数据，视频、音频、图片、地理位置信息、网络日志等非结构化数据已经占据人类数据总量的75%，同时，非结构化数据对数据处理能力提出了更高的要求。

信息技术的发展促进了数据产生方式的变革，而数据产生方式的改变也推动了信息技术的进步，两者的协同发展、相互促进为大数据时代的到来奠定了必要的技术基础。"大数据"的多样性（见图 1.3）决定了数据采集来源的复杂性，从智能传感器到社交网络数据，从声音图片到在线交易数据，可能性是无穷无尽的。选择正确的数据来源并进行交叉分析，可以为企业创造出显著的收益。

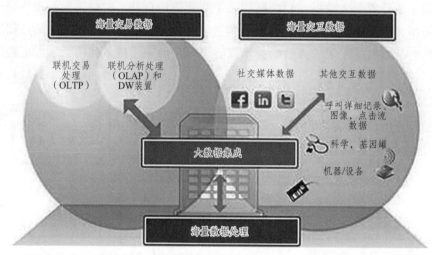

图 1.3　大数据包含交易数据和交互数据

图片来源：https://m.sohu.com/a/165208978_650579。

（三）速度（Velocity）

数据量的高速增长对数据处理的速度和时效性提出了更高的要求。快速化是指现阶段大数据的处理速度越来越快。在大数据时代，数据产生速度非常迅速。在 1 分钟之内，微信发布 46.523 张图片，22.91 万次视频通话，54.16 万人进入朋友圈；百度进行 416.6 万次搜索，6.94 万次语言播报；美团有 3.06 万单；淘宝有 658.8 万元销售额（数据来自网络）。"搜索引擎"要求几分钟前的新闻即可被用户查询、浏览，个性化推荐算法会尽可能要求实时完成推荐。因此，数据处理和分析的速度通常要达到秒级响应，随着 5G 系统的部署和推进，这一趋势越来越明显，这也是大数据区别于传统数据挖掘的最显著特征。

（四）价值（Value）

在大数据时代，很多有价值的信息都是在海量数据中分散存在，价值密度的高低与数据总量的大小成反比。

以城市街道监控视频为例，连续不断的实时监控会产生海量数据，但是只有发生交通事故、人身伤害等意外情况时，记录了事件过程的那一小段视频才是有价值的。同时，为了能够获得这一小段宝贵的视频，不得不投入大量资金购买网络设备、监控和存储设备，耗费大量的电能和存储空间，来保存摄像头连续不断传来的监控数据。

（五）真实性（Veracity）

大数据时代带来的一个副作用是，很难区分真假数据，这也是当前大数据技术必须重点解决的问题之一。从当前大型 Internet 平台采用的方法来看，它通常是技术和管理的结合。例如，通过对用户进行身份验证，可以解决某些数据的真实性（专业性）问题。在海量数据面前，如何结合业务逻辑，通过强大的机器算法更迅速地对数据价值进行挖掘和"提纯"，是大数据背景下亟待解决的问题。

三、大数据应用

（一）大数据技术发展趋势

大数据技术是一种新一代技术和构架，它以较低成本，以快速的采集、处理和分析技术，从各种超大规模的数据中提取价值。大数据技术的不断涌现和发展，使得海量数据的处理变得更加容易、便宜和迅速，成为利用数据的好助手，甚至可以改变许多行业的商业模式。大数据技术的发展可以分为以下六大方向。

1. 大数据采集与预处理方向

这一方向最常见的问题是数据的多源和多样性，导致数据的质量存在差异，严重影响到数据的可用性。针对这些问题，目前很多公司已经推出了多种数据清洗和质量控制工具（如 IBM 的 Data Stage）。

2. 大数据存储与管理方向

这一方向最常见的挑战是存储规模大，存储管理复杂，需要兼顾结构化、非结构化和半结构化的数据。分布式文件系统和分布式数据库相关技术的发展正在有效地解决这些方面的问题。在大数据存储与管理方向，尤其值得我们关注的是大数据索引和查询技术、实时及流式大数据存储与处理的发展。

3. 大数据计算模式方向

由于大数据处理多样性的需求，目前出现了多种典型的计算模式，包括大数据查询分析计算（如 Hive）、批处理计算（如 Hadoop MapReduce）、流式计算（如 Storm）、迭代计算（如 HaLoop）、图计算（如 Pregel）和内存计算（如 Hana），而这些计算模式的混合计算模式将成为满足多样性大数据处理和应用需求的有效手段。

4. 大数据分析与挖掘方向

在数据量迅速膨胀的同时，还要进行深度的数据分析和挖掘，并且对自动化分析要求越来越高，为此，越来越多的大数据分析工具和产品应运而生，如用于大数据挖掘的 R Hadoop 版、基于 MapReduce 开发的数据挖掘算法等。

5. 大数据可视化分析方向

通过可视化方式来帮助人们探索和理解复杂的数据，有利于决策者挖掘数据的商业价值，进而促进大数据的发展。很多公司也在开展相应的研究，把可视化引入其不同的数据分析和展示的产品中，各种可能相关的商品也不断出现。可视化工具 Tabealu 的成功上市反映了大数据可视化的需求。

6. 大数据安全方向

大数据的安全一直是企业和学术界关注的研究方向。目前通过文件访问控制来限制呈现对数据的操作、基础设备加密、匿名化保护技术和加密保护等技术正在最大限度地保护数据安全。

（二）大数据技术应用前景

大数据是改变人类探索世界的方法，通过对用户、信息和关系的理解以及对未来的预测分析，提供了更多更新的深刻洞见，并以极强的渗透力和冲击力影响着包括医疗、电力、电信、交通等诸多行业的领域创新和财富创造。

在医疗行业，通过医疗健康数据的安全开放、专业的便携可穿戴设备的介入以及移动医疗类 App 对个人健康信息的记录和收集，患者拥有的个人健康数据比以往任何一个时期都更加完整、更具时效性，医生并不需要测量你的血糖、体重等，这些数据你每天都会在家里测量并传输到云端，归集到你的个人健康档案，医生则可以据此在不同的医疗机构为患者做出相对准确和基于全局的诊断。

在电力行业，通过收集客户用电数据来预测客户用电习惯，推断未来两三个月的时间里，整个电网需要的总用量，从而合理规划、提前采购以便降低运营成本。在电信行业，通过对数以千万计的客户资料数据的分析，可以得到多种使用者行为和趋势，并推送给需要的企业，这就是全新的数据经济。

大数据在互联网与传统企业间建立一个交集。传统企业与互联网企业的结合，网民和消费者的融合，必将引发消费模式、制造模式、管理模式的巨大变革。大数据正成为 IT 行业全新的制高点，各企业和组织纷纷助推大数据的发展，相关技术呈现百花齐放局面，并在互联网应用领域崭露头角。大数据应用具体情况如图 1.4 所示。

大数据将带来巨大的技术和商业机遇，大数据分析挖掘和利用将为企业带来巨大的商业价值，而随着应用数据规模急剧增加，传统计算面临严重挑战，大规模数据处理和行业应用需求日益增加以及越来越多的大规模数据处理应用需求出现，传统系统难以提供足够的存储和计算资源进行处理，而云计算技术是最理想的解决方案。

调查显示，IT 专业人员目前对云计算中诸多关键技术最为关心的是大规模数据并行处理技术。大数据并行处理没有通用和现成的解决方案。对于应用行业来说，云计算平台软件、虚拟化软件都不需要自己开发，但行业的大规模数据处理应用没有现成和通用的软件，需要针对特定的应用需求专门开发，涉及诸多并行化算法、索引查询优化技术研究以及系统的设计实现，这些都为大数据处理技术的发展提供了巨大的驱动力。

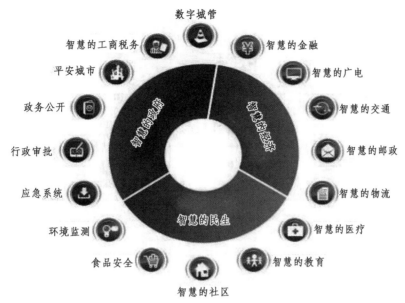

图 1.4 大数据应用示意图

图片来源：http://www.yjcf360.com/licaijj/773090.htm。

第二节 大数据起源与形成

一、大数据发展起源

数据最早来源于测量，传统意义上指"有根据的数字"，是对客观世界测量结果的真实记录，同时，数据还是我们改造世界的重要工具。从文明之初的"结绳记事"，到文字发明后的"文以载道"，再到近现代科学的"数据建模"，数据一直伴随并极大地推动人类社会的文明和进步。进入信息时代后，"数据"的内涵不断扩大，数据总量不断增加，增加的速度也越来越快，人类掌握数据、处理数据的能力也随之实现了质的跃升。

1998 年，美国高性能计算公司 SGI 的首席科学家约翰·马西（John Mashey）最早提出了"大数据"概念。他指出，随着数据量的快速增长，必将出现数据难理解、难获取、难处理和难组织等四个难题，并用"Big Data（大数据）"来描述这一挑战，引发了计算领域的深入思考。

数据库领域的先驱人物吉姆·格雷（Jim Gray）认为，大数据将成为人类触摸、理解和逼近现实复杂系统的有效途径，并在 2007 年提出了继实验观测、理论推导和计算仿真等三种科学研究范式后的第四范式——"数据探索"。这一范式后来被总结为"数据密集型科学发现"，开启了从科研视角审视大数据的热潮。

2012 年，《大数据时代》（*Big Data：A Revolution That Will Transform How We Live,*

Work, and Think）一书风靡全球。作者牛津大学教授维克托·迈尔-舍恩伯格（Viktor Mayer-Schönberger）在书中阐述了数据分析的新模式，强调了大数据时代的"全体数据""近似求解"和"只看关联不问因果"的新模式将取代"随机采样""精确求解"和"强调因果"的传统模式，从而引发商业应用领域对大数据方法的广泛思考与探讨。

就理论而言，大数据在足够小的时间和空间尺度上，对现实世界数字化，可以构造一个现实世界的数字虚拟映像，这个映像承载了现实世界的运行规律。只要人类拥有充足的计算能力和高效的数据分析方法，能够开展对这个数字虚拟映像的深度分析，就有可能理解和发现现实复杂系统的运行行为、状态和规律。就价值本质而言，大数据为人类提供了全新的思维方式，探知客观规律、改造自然和社会的新手段，这是大数据引发经济社会变革最根本性的原因。

二、大数据发展历程

随着"大数据"被美国计算机科学研究人员不断认可，业界在 2008 年末组织建立了计算社区联盟（Computing Community Consortium），这也是最早提出大数据概念的机构。计算社区联盟发表了《大数据计算：在商务、科学和社会领域创建革命性突破》白皮书并指出，新的用途和见解才是大数据中真正重要的，这使得人们的思维不再局限于数据处理的机器。

2009 年印度政府建立了用于身份识别管理的生物识别数据库，联合国启动全球脉动项目，推动数字数据快速收集和分析方式的创新。2009 年美国政府启动 Data.gov 网站向公众提供各种各样的政府数据，进一步开放了数据的大门。欧洲一些领先的研究型图书馆和科技信息研究机构建立伙伴关系，共同推动和改善在互联网上获取科学数据的简易性。

2010 年 2 月，最早洞见大数据时代趋势的数据科学家之一肯尼斯·库克尔在《经济学人》上发表了长达 14 页的大数据专题报告《数据，无所不在的数据》。在报告中，库克尔提出："世界上有着无法想象的巨量数字信息，并以极快的速度增长。科学家和计算机工程师已经为这个现象创造了一个新词汇'大数据'。"

2011 年 5 月，全球知名咨询公司麦肯锡（McKinsey&Company）全球研究院（MGI）作为专业机构第一次对大数据进行了全面的介绍和展望，发布《大数据：创新、竞争和生产力的下一个新领域》报告，大数据由此开始备受关注。

2011 年 12 月，中国工信部发布《"十二五"物联网发展规划》，提出了信息感知、传输、处理、安全等四项关键技术创新工程，其中信息处理技术包括海量数据存储、数据挖掘、图像视频智能分析，这都是大数据的重要组成部分。

2012 年 1 月，大数据成为瑞士达沃斯世界经济论坛的主题之一。论坛上发布的报告《大数据，大影响》（*Big Data，Big Impact*）宣称，数据已经成为一种新的经济资产类别，就像货币或黄金一样。

2012 年 3 月，美国奥巴马政府在白宫网站发布了《大数据研究和发展倡议》，并投入 2 亿美元开展大数据研究，大数据技术从商业行为上升到国家科技战略高度，大数据技术领域的竞争已经事关国家安全和未来。

2012年4月，美国软件公司Splunk在纳斯达克成功上市，第一家以大数据处理为核心业务的上市公司诞生。

2012年7月，阿里巴巴集团设立"首席数据官"管理职位，负责全面推进"数据分享平台"战略，深度挖掘平台大数据价值，并推出大型的数据分享平台"聚石塔"，为淘宝、天猫平台上的电商及其服务商等提供数据云服务。随后，阿里巴巴董事局主席马云宣布将在2013年转型，对平台、金融和数据三大业务进行重塑。

2014年4月，世界经济论坛发布《全球信息技术报告（第13版）》。报告以"大数据的回报与风险"为主题，各国政府逐渐认识到大数据在改善公共服务、增进人民福祉、推动经济发展乃至保障国家安全方面的重大意义，同时，伴随着大数据产业的日趋活跃，数据保密、网络管制等信息通信技术相关的各项政策的制定必须紧跟这一变化趋势。

大数据概念体系于2014年后逐渐成形。包括数据资源与API、开源平台与工具、数据基础设施、数据分析、数据应用等板块在内的大数据生态系统初步形成，技术、产品、应用和标准持续发展、不断完善，并呈现出从技术向应用、再向治理的逐渐迁移的发展态势。

第三节　大数据发展现状与趋势

一、大数据发展概述

（一）大数据应用发展重点

随着无人驾驶汽车、智能学习平台以及机器人领域等取得进展和突破，人类正在进入一个全新的由数据驱动、由算法定义的智能化时代。然而，当前大数据应用仍然处于初级阶段，通过大数据分析预测未来、指导实践的深层次应用将成为大数据应用的发展重点。

大数据应用可以分为三个层次：

第一层是描述性分析应用，主要是从大数据中总结、抽取相关的信息和知识，帮助分析发生了什么以及事物的发展历程。

第二层是预测性分析应用，主要是从大数据中分析事物之间的关联关系、发展模式等，并据此对事物发展的趋势进行预测，这也是大数据应用的核心。

第三层是指导性分析应用，主要是在描述性分析应用和预测性分析应用的基础上，分析不同决策将导致的后果，并对决策进行指导和优化。

当前，在大数据应用的实践中，描述性、预测性分析应用多，应用层次最深的指导性分析应用偏少。未来，随着应用领域的拓展、技术的提升、数据共享开放机制的完善以及产业生态的成熟，具有更大潜在价值的预测性和指导性应用将是发展的重点。

（二）大数据治理体系

大数据治理体系远未形成，特别是隐私保护、数据安全与数据共享利用效率之间尚存在明显矛盾，这成为制约大数据发展的重要短板，也制约了数据资源所蕴含价值的挖掘与转化。一方面，数据共享开放的需求十分迫切。另一方面，数据的无序流通与共享，又可能导致隐私保护和数据安全方面的重大风险，必须对其加以规范和限制。

个人信息保护在互联网环境下变得尤为重要。我国制定《电信和互联网用户个人信息保护规定》等相关法律法规来保障大数据时代背景下的个人信息安全。2016 年 11 月 7 日，十二届全国人大常委会第二十四次会议通过的《中华人民共和国网络安全法》中明确了对个人信息收集、使用及保护的要求，并规定了个人对其个人信息进行更正或删除的权利。2019 年，中共中央网络安全和信息化委员会办公室发布了《数据安全管理办法（征求意见稿）》，向社会公开征求意见，明确了个人信息和重要数据的收集、处理、使用及安全监督管理的相关标准和规范。当然，这些法律法规也将在客观上不可避免地增加数据流通的成本、降低数据综合利用的效率。

围绕大数据治理体系建设，尽管我国已经开展了很多研究探索工作，也有不少成功实践案例，但仍存在三个方面的问题：一是大数据治理概念的使用相对"狭义"，限制了大数据价值的发挥；二是大数据治理内涵的理解尚未达成共识；三是大数据治理相关的研究实践多条线索并行，关联性、一致性和完整性不足。

（三）信息技术体系

大数据基础理论的研究仍处于萌芽期，技术体系尚不完善，数据处理能力的提升落后于快速递增的数据体量，处理能力与数据规模之间的"剪刀差"将随时间持续扩大，大数据的数据规模将呈几何级增长，且必将倒逼技术变革，信息技术体系有待重构和颠覆式创新。

近年来，尽管大数据获取、存储、管理、处理、分析等相关的技术已有显著进展，但是大数据技术体系尚不完善，难以满足大数据应用的需求。首先，虽然大数据定义已达成初步共识，很多本质问题却仍存在争议；其次，针对特定数据集问题域已有诸多专用解决方案，能否形成"通用"或"领域通用"的统一技术体系，有待未来的技术发展给出答案；最后，数据的实际应用超前于理论和技术发展，数据分析的结论往往缺乏坚实的理论基础，对这些结论的使用仍需保持谨慎态度。

二、大数据发展现状

（一）大数据与数字经济

大数据是信息技术发展的必然产物，更是信息化进程的新阶段，也是数字经济的关键要素。信息化经历了两次高速发展的浪潮：第一次是个人计算机大规模普及应用所带来的以单机应用为一般特征的数字化（信息化），始于 20 世纪 80 年代；第二次是互联网大规模商用进程所推动的以互联网应用为一般特征的网络化（信息化），始于 20 世纪 90 年代中期。今天，我们正在进入以数据的深度挖掘和融合应用为一般特征的智能化（信息化）阶段。

数字化、网络化和智能化是信息化发展历程中三条并行不悖的主线。其中，数字化奠定基础，实现数据资源的获取和积累；网络化构建平台，促进数据资源的流通和汇聚；智能化展现能力，通过多源数据的融合分析呈现信息应用的类人智能，帮助人类更好地认知复杂事物和解决问题。

信息化新阶段开启的另一个重要特征是信息技术开始从助力经济发展的辅助工具向引领经济发展的核心引擎转变，进而催生一种新的经济范式"数字经济"。数字经济是人类通过大数据（数字化的知识与信息）的识别—选择—过滤—存储—使用，引导、实现资源的快速优化配置与再生、实现经济高质量发展的经济形态。

数字经济通过不断升级的网络基础设施与智能机等信息工具，互联网—云计算—区块链—物联网等信息技术，使得人类处理大数据的数量、质量和速度的能力不断增强，推动人类经济形态由工业经济—信息经济—知识经济—智慧经济形态转化，极大地降低社会交易成本，提高资源优化配置效率，提高产品、企业、产业附加值，推动社会生产力快速发展，同时为后发国家实现超越性发展提供技术基础。

当前，数字经济正处于成型展开期，信息技术引领经济发展的爆发期、黄金期即将到来。数字经济的未来发展呈现如下趋势：一是以互联网为核心的新一代信息技术正逐步演化为人类社会经济活动的基础设施，并将对原有的物理基础设施完成深度信息化改造和软件定义，在其支撑下，人类极大地突破了沟通和协作的时空约束，推动平台经济、共享经济等新经济模式快速发展。二是各行业工业互联网的构建将促进各种业态围绕信息化主线深度协作、融合，在完成自身提升变革的同时，不断催生新的业态，并使一些传统业态走向消亡。三是在信息化理念和政务大数据的支撑下，政府的综合管理服务能力和政务服务的便捷性持续提升，公众积极参与社会治理，形成共策共商共治的良好生态。四是信息技术体系将完成蜕变升华式的重构，释放出远超当前的技术能力，从而使蕴含在大数据中的巨大价值得以充分释放，带来数字经济的爆发式增长。①

（二）我国大数据发展的态势

1. 大数据上升为国家战略

党的十八届五中全会将大数据上升为国家战略。回顾过去几年的发展，我国大数据发展可总结为"进步长足，基础渐厚；喧嚣已逝，理性回归；成果丰硕，短板仍在；势头强劲，前景光明"。作为人口大国和制造大国，我国数据产生能力巨大，大数据资源极为丰富。《中国互联网发展报告（2021）》发布，2020 年我国大数据产业规模达 718.7 亿元，增幅领跑全球。

---

① 《大数据：发展现状与未来趋势》（十三届全国人大常委会专题讲座第十四讲，梅宏）。

2. 发展态势良好，市场化程度较高

我国互联网大数据领域发展态势良好，市场化程度较高，一些互联网公司建成了具有国际领先水平的大数据存储与处理平台，并在移动支付、电子商务等应用领域取得国际领先的重要进展。尽管如此，大数据与实体经济融合还远远不够，行业大数据应用的广度和深度明显不足，生态系统亟待形成和发展。

随着政务信息化的不断发展，各级政府积累了大量与公众生产生活息息相关的信息系统和数据，并成为最具价值数据的保有者。政务领域的数据开放共享取得了重要进展和明显效果。据有关统计，截至 2019 年上半年，我国已有 82 个省级、副省级和地级政府上线了数据开放平台，涉及 41.93% 的省级行政区、66.67% 的副省级城市和18.55% 的地级城市。

目前，我国已经具备加快技术创新的良好基础。在大数据内存计算、协处理芯片、分析方法等方面，突破了一些关键技术，特别是打破"信息孤岛"的数据互操作技术和互联网大数据应用技术已处于国际领先水平；在大数据存储、处理方面，研发了一些重要产品，有效地支撑了大数据应用；国内互联网公司推出大数据平台和服务，其处理能力跻身世界前列。

3. 地方政府积极谋划布局

国家大数据战略实施以来，地方政府纷纷响应联动、积极谋划布局。国家发改委组织建设 11 个国家大数据工程实验室，为大数据领域相关技术创新提供支撑和服务。国家发改委、工信部、中央网信办联合批复贵州、上海、京津冀、珠三角等 8 个综合试验区，正在加快建设。各地方政府纷纷出台促进大数据发展的指导政策、发展方案、专项政策和规章制度等，大数据发展呈蓬勃之势。①

然而，我们也必须清醒地认识到我国在大数据方面仍存在诸多短板。一是大数据治理体系尚待构建。二是核心技术薄弱。基础理论与核心技术的落后导致我国信息技术长期存在"空心化"和"低端化"问题，大数据时代应避免此问题在新一轮发展中再次出现。三是融合应用有待深化。我国大数据与实体经济融合不够深入，一般问题表现在：基础设施配置不到位，数据采集难度大；缺乏有效引导与支撑，实体经济数字化转型缓慢；缺乏自主可控的数据互联共享平台等。

三、大数据发展趋势展望

"大数据是信息化发展的新阶段"，习近平总书记在十九届中共中央政治局第二次集体学习讲话中特别强调，并做出了"推动大数据技术产业创新发展、构建以数据为关键要素的数字经济、运用大数据提升国家治理现代化水平、运用大数据促进保障和改善民生、切实保障国家数据安全"的战略部署，为我国构筑大数据时代国家综合竞争新优势指明了方向。

---

① 《大数据：发展现状与未来趋势》（十三届全国人大常委会专题讲座第十四讲，梅宏）。

（一）大力发展行业大数据应用

推动各行业大数据应用，是推进数字中国建设的重要途径和基础。当前，我国互联网领域的大数据应用市场化程度高、发展较好，但行业应用广度和深度不够，生态系统有待构建和发展。以制造业为例，尽管我国制造业位居世界第一，但在国际产业分工中仅处于中低端，创新能力不足且缺少高价值产品。如果能够更好地利用产品生命周期中设计、制造、服务、市场等各个环节的数据，对客户需求的了解将更加精准和个性化，生产系统的建立也将更加智能、柔性和精益，实现从应激式到预防式的工业系统运转管理模式的转变，同时能够有效降低生产成本。由此可见，与实体经济紧密结合的行业大数据应用蕴含了巨大的发展潜力和价值。

（二）建立系统全面的大数据治理体系

大数据治理体系远未形成，推进大数据治理体系建设将是未来较长一段时间内需要持续努力的方向。大数据治理须从大数据产业发展环境营造的视角予以全面、系统化考虑。

在一国范围内，大数据治理体系的建设涉及国家、行业和组织三个层次，至少包含数据的资产地位明确、管理体制机制、共享与开放、安全与隐私保护等四个方面内容，需要从制度法规、标准规范、应用实践和支撑技术等视角多管齐下，提供支撑。在国家层次，重点是要在法律法规层面明确数据的资产地位，出台数据安全与隐私保护相关的法律法规，为数据安全提供保障，奠定数据确权、流通、交易和保护的基础，制定促进数据共享开放的政策法规和标准规范，并且促进政务数据和行业数据的融合应用。在行业层次，重点是要在国家相关法律法规框架下，充分考虑本行业中企业的共同利益与长效发展，建立规范行业数据管理的组织机构和数据管控制度，制定行业内数据共享与开放的规则和技术规范，促进行业内数据的共享交换和融合应用。在组织层次，重点是要提升企业对数据全生命期的管理能力，促进企业内部和企业间的数据流通，提升数据变现能力，保障企业自身和客户的数据安全及客户的隐私信息。

数据共享开放是大数据资源建设的前提，在平衡数据共享开放和隐私保护、数据安全的关系时，需要强调应用先行、安全并重的原则。另外，数据的共享开放还需要综合考虑数据的使用场合及数据主体的权益。在打破"信息孤岛"、盘活数据存量的同时，需要尽可能避免新"孤岛"的产生，这也是一项重大挑战。

（三）以开源为基础构建自主可控的大数据产业生态

在大数据时代，软件开源和硬件开放的趋势势不可挡，掌控开源生态已成为国际产业竞争的焦点。此外，在开源背景下，自主可控应更多体现为对软件代码和硬件设计方案的理解、掌握、改进及应用能力，并不一定强调其所有权。

（四）积极推动国际合作并筹划布局跨国数据共享机制

在数字经济快速发展的今天，人类利益共同体和命运共同体的构建尤为重要。伴随大数据技术和应用方面国际合作的积极开展，跨国数据共享机制的建立，国家之间共同分享数字经济的红利，全球合作链条中的各国都将获得更多发展机遇和更大发展空间。

（五）未雨绸缪，防范大数据发展可能带来的新风险

大数据发展可能导致一系列新的风险。比如，数据垄断可能导致数据"黑洞"现象。一些先发展起来的企业在不断获取行业数据的同时"有收无放"，形成数据垄断。这种垄断有可能影响到国家安全，并对行业的健康发展起到负面作用。又如，数据和算法可能导致人们对其过分"依赖"及社会"被割裂"等伦理问题。大数据分析算法推测用户的偏好来推荐内容，除便利之外，也会导致人们只看到自己"希望看到的"信息，从而使人群被割裂为多个相互之间难以沟通、理解的群体，由此引发的社会问题很难"亡羊补牢"。

唯有全民提升对大数据的正确认知，具备用大数据思维认识和解决问题的基本素质与能力，才有可能积极防范大数据带来的新风险；唯有加快培养适应未来需求的合格人才，才有可能在数字经济时代形成国家的综合竞争力。

【思考题】

1. 数据将成为 21 世纪全球经济发展的助推剂，对此你怎么看？
2. 谈谈你对中国大数据战略的理解。
3. 结合本章内容，谈谈你对健康医疗大数据的认识以及如何加强专业学习。

第二章

健康与大数据

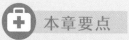 本章要点

1. **掌握**：大数据处理相关概念，MapReduce 框架。
2. **熟悉**：大数据的采集与存储技术。
3. **了解**：大数据预处理、分析及挖掘技术，大数据与健康的相关性。
4. **思政目标**：了解国家"信息消费""健康服务业""人口健康信息化"等系列相关政策；了解云计算、物联网、大数据、移动互联、移动智能终端与可穿戴设备，对医疗健康服务、移动医疗产业的影响与发展趋势。

【导读】

新闻：大数据让城市服务更"智慧"

"乘地铁时，站在闸机前刷脸即可通行。"在贵阳地铁1号线清水江路站，贵阳市民王某来到进站口，摘下口罩，"滴"的一声过后，顺利实现进站；到达目的地时，也只需刷脸出站，整个过程不超过5秒，后台会根据进出站点距离计算出行费用，在手机App上自动完成扣费。

作为国家级大数据综合试验区核心区，以大数据为引领，贵州贵阳坚持"一张蓝图绘到底"，让大数据实现了从无到有，从有到优。一组数据表明："十三五"期间，贵州省数字经济增速连续五年位居全国第一，贵阳市数字经济增加值达到1 649亿元，占地区生产总值的38.2%，高于全国平均水平。

2021年贵阳市《政府工作报告》表明，"十三五"时期，贵阳市规模以上大数据企业117个，电信业务总量达到873.14亿元，规模以上工业企业上云比例超过85%。随着大数据产业在贵阳落地生根，围绕大数据政用、商用、民用等领域，贵阳市不断挖掘大数据潜能，延伸数据触角，拓展大数据应用场景，让城市服务更智慧、更便捷。

（资料来源：人民网，2021-04-22。）

第一节　健康相关概念

一、健康与健康管理的概念

（一）健　康

现代健康观不仅指一个人躯体没有疾病或者虚弱，还包括心理健康、良好的社会适应能力、道德健康，分别从人的生理、心理、心灵、社会、环境、道德等多方面表述健康，构成四个维度，四个维度缺一不可，任何一个维度的缺失都会导致非健康状态的出现。健康是人生的第一大财富，每个人都拥有健康的基本权力，保持健康心态，创造更多财富。

（二）健康管理

健康管理最早起源于20世纪50年代末，由美国洛杉矶水利局成立世界上第一个健康管理组织（Health Management Organization，HMO）。其核心内容是通过注重预防的全面健康管理，有效控制疾病的发生或发展，从而提高人们的健康水平。

健康管理是指一种对个体或群体的健康风险因素进行全面管理的过程，其宗旨是调动个体及群体的积极性，有效地利用有限的资源来达到最大的健康效果。如何控制疾病的发生或发展，健康风险评估是健康管理中关键性的技术部分。它需要通过所收集的大量数据资料，进行分析预测，并据此按需求提供有针对性的控制与干预，以帮助达到最好的健康效果。如何从海量的数据中提取隐含在其中的事先未知的、潜在的、深层次、有价值的信息，就成为必须优先考虑的问题，而这正是数据挖掘的价值。

二、健康大数据的概念

健康大数据（Healthy Big Data）是随着近几年数字浪潮和信息现代化而出现的新名词，是指无法在可承受的时间范围内用常规软件工具进行捕捉、管理和处理的健康数据的集合，是需要新处理模式才能具有更强的决策力、洞察发现力和流程优化能力的海量、高增长率和多样化的信息资产。

健康大数据的意义不在于这些庞大的信息，而在于对这些健康数据进行专业化处理和再利用。健康大数据勾勒出一个理想化的状态：由可穿戴设备或其他终端持续收集到人体健康数据，自动传入云端，进行数据分析与处理，云端数据库定期将结果发给专业人员，后者给出诊断或康复建议。

目前众多以"采集数据"为名的可穿戴设备，手环、手表、眼镜等进入日常应用，但是其实健康大数据的重点在于拥有能够提供预知健康的大数据库，否则，再多的可穿戴设备也只会是中看不中用。百度董事长兼 CEO 李彦宏也表示"我们真正想要的数据现在没有，或是还没有搜集上来，已经被搜集上来的数据基本没有价值。戴个手环、弄个眼镜，计算每天走多少步、消耗了多少卡路里、心跳多少次，对治病没有什么帮助，互联网公司通过可穿戴设备搜集了很多数据，结果又发现没法对这些数据进行分析"。由于对数据的处理和专业的分析，需要很强的医学背景，互联网公司所能做的前期采集工作只是健康大数据的前期准备工作，所以如何获取真正具有价值的数据相对容易，而如何对数据展开专业分析并从中发现相关性建立模型，最后再诞生出具有创造性的商业模式，这才是健康大数据的根本，这也是健康大数据面对的现状。基于此，本书在健康大数据的应用方面，注重数据采集环节，注重从医学应用的角度，从大健康相关的管理信息系统收集数据。

三、健康管理信息系统的概念

（一）健康管理信息系统的组成

健康管理信息系统是对个人或人群的健康危险因素进行全面检测、分析、评估以及预测和预防的全过程的系统。它一般由以下几部分组成：基本信息管理（含基本项管理）、体检项目管理（含健康评估、健康报告、健康指导）、个人（企业）健康档案数据采集、信息查询、综合数据分析和系统管理。健康管理信息系统的总体结构如图 2.1 所示。

在这个系统中，输入用户（病人）的各项生理参数，如身高、体重、心率、血压、血氧、体温等，这些参数将与用户的个人信息、社区信息一起被存档，作为个人的健康信息记录。针对以上的记录，数据挖掘可以应用在以下两个方面：一是用户根据个人的生理参数，寻求合适的保健方法或治疗方法；二是相关科技工作者、社区医疗组织、计生人员主动到系统中去搜寻必要的信息，然后根据用户的病症、治疗过程以及治疗结果挖掘出更有效的治疗方法等。

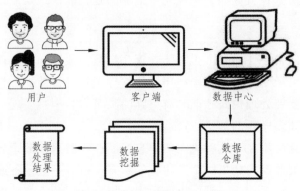

图 2.1　健康管理信息系统

（二）健康管理信息系统的功能

健康管理信息系统是一套面向健康管理机构、健康管理中心，支撑健康管理服务流程的健康管理信息系统，其核心功能有客户管理、健康档案管理、健康风险评估、健康干预方案、健康干预处方、健康干预计划、健康随访、健康效果评估等。以此为基础，扩展的功能有健康监测、健康咨询、健康教育、健康信息服务、健康预约、健康商城、会员管理、第三方健康服务对接等。

（三）健康管理信息系统的形态和分类

根据健康管理的业务形态和分类，健康管理信息系统也出现细分。按照人群不同可以分为亚健康或普通人群健康管理系统、老年人健康管理系统、儿童/青少年健康管理系统、孕产妇健康管理系统；按照业务功能不同可以分为健康档案管理系统、健康体检管理系统、健康小屋管理系统、随访管理系统、中医治未病管理系统、慢性病管理系统、体质体能管理系统、膳食营养管理系统等。

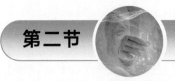

第二节　　大数据处理与架构

一、大数据处理相关概念

大数据的处理（以统计分析类业务为例）一般经过采集、存储、校验、审核、汇总、计算、分析挖掘等过程，在数据粒度上，既要包含逐笔的规范化源数据，还要包括不同层系的总量指标数据，从而全覆盖、无遗漏实现统计体系业务。上述流程可用图 2.2 表示。

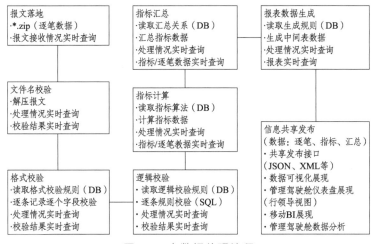

图 2.2　大数据处理流程

二、大数据处理平台 Hadoop

Hadoop 是一个由 Apache 基金会所开发的分布式系统基础架构，提供了可靠的、可扩展的、可分布式计算（刘晓阳，2017）。在低廉的硬件上高负载协同工作软件组件，以分布式架构，进行数据的存储、高吞吐量访问、计算。近些年在众多行业被推崇及广泛应用。常见的 Hadoop 架构产品有如下几种：

IBM BigInsights 是基于 Apache Hadoop 框架的存储，管理和分析 Internet 级别数据量的半结构化和非结构化数据的方案，具备企业级管理、工作流管理、安全管理、可视化挖掘与展现等能力，能与现有基础设施和大数据流计算技术集成。产品设计思路是基于 Apache　Hadoop 框架，在保持完全 100% Apache Hadoop 兼容的情况下，加入 IBM 的项目和研究开发的分析能力。

EMC Pivotal HD 是 EMC 公司进行自主研发的 Hadoop 商业化产品，在 2013 年 2 月独立推出的商业发行版（2013 年以前 EMC 和 MapR 公司在 Hadoop 领域为合作伙伴）。

MapR Hadoop 是 MapR Technologies 公司于 2011 年正式发布的产品，目标是使分布式计算服务和存储平台 Hadoop 速度更快、可靠性更高、更易于管理、使用方便、性能提高。

天云趋势科技 Hadoop 基于 Hortonworks 发行版，也提供对 Cloudera Hadoop 发行版的支持。基于 Cloudera Hadoop 发行版，音智达 Hadoop 提供了解决方案。浪潮 Hadoop 解决方案基于 Intel Hadoop 发行版。基于 Apache Hadoop 组件构建的华为 FusionInsight Hadoop，对 HBase、HDFS 和 MapReduce 等组件增加了 HA、查询和分析功能，进行了性能优化。

星环科技 Transwarp Data Hub（TDH）基于 Apache Hadoop 组件构建，并在此基础之上研发了交互式 SQL 分析引擎 Inceptor、实时 NoSQL 数据库 Hyperbase 和 Transwarp Manager 等引擎，支持 R 语言数据挖掘、机器学习、实时流处理、全文搜索和图计算和系统安装及集群配置功能。

Hadoop 整体框架如图 2.3 所示。

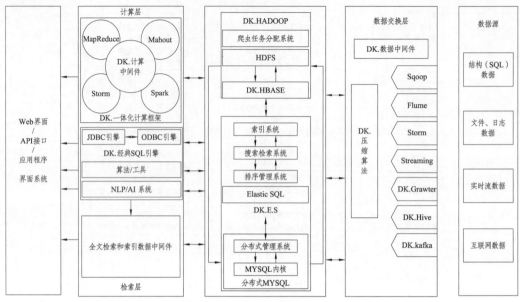

图 2.3　Hadoop 整体框架

图片来源：http://www.yidianzixun.com/article/0KHe4Q9l。

三、分布式文件系统 HDFS

2005 年，雅虎公司为了解决网页搜索问题，启动了 Hadoop 项目，它本身并非产品，而是由多个软件产品组成的一个生态系统，诸多软件产品一起实现全面和灵活的大数据分析。因其技术的高效，后被 Apache Software Foundation 公司引入并成为开源应用。Apache 基金会开发了分布式系统基础架构。用户可以在不了解分布式底层细节的情况下开发分布式程序。充分利用集群的威力进行高速运算和存储。实现了分布式文件系统（Hadoop Distributed File System，HDFS）。HDFS 有高容错性的特点，并且设计用来部署在低廉的（low-cost）硬件上；它提供高吞吐量来访问应用程序的数据，适合那些有着超大数据集（large data set）的应用程序。HDFS 作为 Hadoop 的基础存储设施，实现了一个分布式、高容错、可线性扩展的文件系统。HDFS 整体架构如图 2.4 所示。

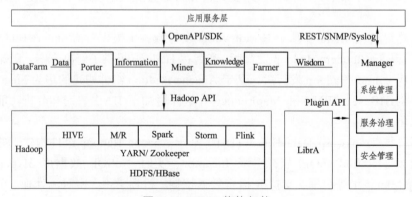

图 2.4　HDFS 整体架构

图片来源：https://www.cnblogs.com/cainiao-chuanqi/p/11420490.html。

四、MapReduce 并行技术

MapReduce 将传统的查询、分解及数据分析进行分布式处理,将处理任务分配到不同的处理节点,因此具有更强的并行处理能力(张坤,2014)。作为一个简化的并行处理的编程模型,MapReduce 还降低了开发并行应用的门槛(郭丹丹,2014)。MapReduce 是一套软件框架,包括 Map(映射)、Reduce(化简)两个阶段,可以进行海量数据分割、任务分解与结果汇总,从而完成海量数据的并行处理(于中杰,2010)。

先分后合的数据处理是 MapReduce 的基本工作原理。"Map"把海量数据分割成了若干部分,分解后给多台处理器并行处理;"Reduce"把各台处理器结果汇总操作,呈现最终结果。MapReduce 统计不同几何形状的数量,它会先把任务分配到两个节点,由两个节点分别并行统计(王蒙蒙,2013),然后再把它们的计算结果汇总。

MapReduce 适合进行数据分析、日志分析、商业智能分析、客户营销、大规模索引等业务,并且具有非常明显的效果。可以结合 MapReduce 技术进行实时分析(关雷等,2019)。MapReduce 技术系统架构如图 2.5 所示。

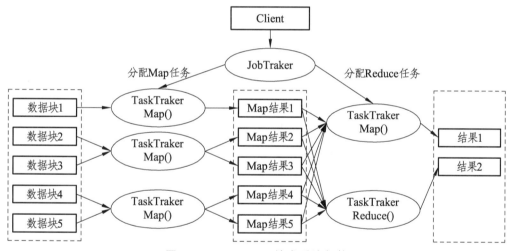

图 2.5 MapReduce 技术系统架构

图片来源:https://blog.csdn.net/u011926899/article/details/81542449。

大数据由于要处理大量、非结构化的数据,所以需要在各个处理环节进行并行处理,可以采用 MapReduce 等方式进行并行计算。大数据可以通过 MapReduce 并行处理技术提高数据的处理速度(陈明等,2016)。MapReduce 的特点是,可通过大量廉价服务器实现并行处理数据、数据一致性要求低、具有扩展性和可用性,用于结构化、半结构化及非结构化的混合海量数据处理。

MapReduce 能处理和生成超大数据集的算法模型,该架构能够在大量普通配置的计算机上实现并行化处理。一般地,一个典型的 MapReduce 程序的执行流程如图 2.6 所示。

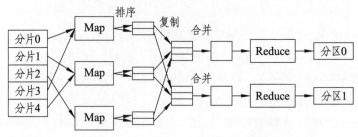

图 2.6　MapReduce 程序执行流程图

图片来源：https://www.open-open.com/lib/view/open1436942598553.html。

第三节　大数据的采集与存储技术

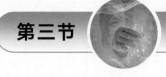

采集技术大数据中的数据是指通过 RFID 射频数据、传感器数据、社交网络交互数据及移动互联网数据等方式获得的各种类型的结构化、半结构化（或称之为弱结构化）及非结构化的海量数据（罗丹，徐鸿雁，张诗雨，2016）。重点是要突破分布式高速高可靠数据爬取或采集、高速数据全映像等大数据收集技术；突破高速数据解析、转换与装载等大数据整合技术；设计质量评估模型，开发数据质量技术（陈立彬，2014）。

一、云计算、分布式处理技术

技术是大数据价值体现的手段和前进的基石（胡新博，2016）。云计算、分布式处理技术、存储技术和感知技术的发展直接影响到大数据从采集、处理、存储到形成结果的整个过程（佰读，2016）。

（一）云技术

大数据通常和云计算联系到一起，因为实时的大型数据集分析需要分布式处理框架来向数十、数百甚至数万的电脑分配工作（徐耀勇等，2020）。20 世纪 60 年代，麦卡锡提出云计算思想：像水和电一样把计算能力作为公用事业产品被提供给客户。随后，Google、Amazon、Facebook 等一批互联网企业实现了上述模式，即企业提供基础架构平台（云计算），平台上大数据应用运行。

大数据需要多种具体云计算技术、虚拟化、分布式处理、海量数据存储和管理技术、NoSQL、实时流数据处理、智能分析技术等。

（二）分布式处理技术

分布式处理系统可以将不同地点的或具有不同功能的或拥有不同数据的多台计算机用通信网络连接起来，在控制系统的统一管理控制下，协调地完成信息处理任务，这就是分布式处理系统的定义（夏涛，2010）。

2003 年 Google 发表论文，介绍了关于如何在多服务器上存储数据；2004 年 Google 发表 MapReduce 论文，介绍了如何多计算机间进行数据处理。Yahoo 的工程师 Doug Cutting 借鉴两篇论文建立了分布式计算平台。MapReduce 模式自动分割要执行的问题（例如程序），拆解成 map（映射）通过 Map 函数的程序将数据映射成不同的区块，分配给计算机机群处理达到分布式运算的效果；reduce（化简）被分割数据通过 Reduce 函数程序汇总结果。分布式计算结合了 NoSQL 与实时分析技术。

二、Hadoop 的特性

（一）Hadoop 的组成

大数据不同于传统类型的数据，它可能由 TB 甚至 PB 级信息组成，既包括结构化数据，也包括文本、多媒体等非结构化数据（万川梅等，2014）。基于 Java 分布式密集数据处理和数据分析形成了 Hadoop 的软件框架。

（二）Hadoop 的优点

Hadoop 是能够使用户轻松开发和运行处理大数据的应用程序。它一般有高可靠性、高扩展性、高效性、高容错性等优点。

（三）Hadoop 的不足

首先，NameNode 和 JobTracker 是整个系统中明显的单点故障源。其次，单一 NameNode 的内存容量有限，使得 Hadoop 集群的节点数量被限制到 2000 个左右，能支持的文件系统大小被限制在 10~50PB（于薇，2012），最多能支持的文件数量为 1.5 亿左右（李鑫，2012）。随着 Hadoop 的广泛使用，面对各式各样的需求，人们期望 Hadoop 能提供更多特性，比如完全可读写的文件系统、Snapshot、Mirror 等（于薇，2012）。

三、大数据采集方法

大数据采集一般分为感知层、支撑层。

大数据智能感知层：包括数据传感、网络通信、传感适配、智能识别及软硬件资源接入等几大体系模块，该体系对结构化、半结构化、非结构化海量数据能够进行智能化识别、定位、跟踪、接入、传输、信号转换、监控、初步处理和管理等相关的应用。因此，大数据源的智能识别、感知、适配、传输、接入等成为核心关键技术。

基础支撑层：提供大数据服务平台所需的虚拟服务器，结构化、半结构化及非结构化数据的数据库及物联网络资源等基础支撑环境（谢继华，2018）。分布式虚拟存储技术，大数据获取、存储、组织、分析和决策操作的可视化接口技术，大数据的网络传输与压缩技术，大数据隐私保护技术等都是基础支撑层的关键技术。

大数据采集具体采集方法有三种。

（一）系统日志采集方法

很多互联网企业都有自己的海量数据采集工具，多用于系统日志采集，如 Hadoop 的 Chukwa，Cloudera 的 Flume，Facebook 的 Scribe 等，这些工具均采用分布式架构，能满足每秒数百兆的日志数据采集和传输需求（程小恩等，2016）。

（二）网络数据采集方法：对非结构化数据的采集

网络数据采集是指通过网络爬虫或网站公开 API 等方式从网站上获取数据信息。该方法可以将非结构化数据从网页中抽取出来，将其存储为统一的本地数据文件，并以结构化的方式存储（张英，2016）。除了网络中包含的内容之外，对于网络流量的采集可以使用 DPI 或 DFI 等带宽管理技术进行处理（陈明等，2016）。

（三）其他数据采集方法

保密性要求较高的数据，譬如企业或学科研究内部数据等，可以通过特定系统接口等征得同意后与企业或研究机构合作，再采集数据。

四、大数据的数据存储平台

以 Amazon 举例，Amazon S3 是一种面向 Internet 的存储服务，提供一个简明的 Web 服务界面，用户在任何位置存储和检索到任意大小的数据。此服务具备高扩展性、可靠性、安全性和快速价廉的显著特征。S3 很成功也确实卓有成效，S3 云的存储对象已达到万亿级别，而且性能表现相当良好。S3 云已经拥有万亿跨地域存储对象，同时 AWS 的对象执行请求也达到百万的峰值数量（孙权等，2014）。全球范围内数以十万计的企业在通过 AWS 运行全部或者部分自己的日常业务。

"预测"是大数据的核心。这可以用亚马逊的例子来形象地说明：亚马逊推荐系统捕获了大量数据，如客户历史购买了什么，浏览哪些商品却没有购买，浏览停留的时间，哪些商品是合并购买的，通过这些数据，亚马逊可以找到产品之间的关联性，进而直接帮助其决策，而不需要去研究为什么是这样的因果，这是与小样本抽样的区别之处。

大数据存储与管理要用存储器把采集到的数据存储起来，建立相应的数据库，并进行管理和调用（孙桂娟，2014）。重点解决复杂结构化、半结构化和非结构化大数据管理与处理技术。一般解决大数据的可存储、可表示、可处理、可靠性及有效传输等关键问题（陈立彬，2014）。开发可靠的分布式文件系统（DFS）能效优化的存储、计算融入存储、大数据的去冗余及高效低成本的大数据存储技术；突破分布式非关系型大数据管理与处理技术，异构数据的数据融合技术，数据组织技术，研究大数据建模技术；突破大数据索引技术；突破大数据移动、备份、复制等技术；开发大数据可视化技术（杨刚等，2016）。

五、新型数据库技术

数据库分为关系型数据库、非关系型数据库以及数据库缓存系统（张赞，2015）。

NoSQL 为非关系型数据库，又分为键值数据库、列存数据库、图存数据库以及文档数据库等类型。关系型数据库包含传统关系数据库系统以及 NewSQL 数据库。NoSQL 数据库是一种建立在云平台的新型数据处理模式，它在很多情况下又叫作云数据库（张瑜，2014）。NoSQL 分布于各种低成本服务器和存储磁盘，分布式处理数据，因此网页和各种交互性海量数据能快速处理。它为 Zynga、AOL、Cisco 以及其他一些企业提供网页应用支持。一般数据库需要将数据进行归类组织，进行结构化、标签化；NoSQL 数据库则完全不同，能够处理各种类型的文档。

NoSQL 数据库有多种运营模式。Couchbase、10gen 的 mongoDB 以及 Oracle 的 NoSQL 采用纯商业化运营；CouchDB 和 Cassandra 采用开源免费的模式；亚马逊采用云服务。

关于开发大数据安全技术，主要包括：改进数据销毁、透明加解密、分布式访问控制、数据审计等技术；突破隐私保护和推理控制、数据真伪识别和取证、数据持有完整性验证等技术（朱斌，2016）。

第四节　大数据预处理、分析及挖掘技术

一、大数据预处理

（一）大数据预处理的意义

数据成为资产，向传统行业的供应链模式扩展，形成"数据供应链"的趋势，表现为：① 内部数据虽然很重要，但是外部数据的重要性日益超过内部数据。② 综合竞争优势上，数据供应、数据整合、数据加工、数据应用的服务能力，赋能组织发展显著。

以 IBM 为例，从 PC 转向了软件和服务后，再次从远离服务与咨询转向大数据分析软件，并且带来了全新业务增长点。IBM 提出"大数据平台"架构四大核心能力：Hadoop 系统、流计算（Stream Computing）、数据仓库（Data Warehouse）、信息整合与治理（Information Integration and Governance）。

未来，用户在互联网上注册个人数据中心，存储个人大数据信息。用户可授权个人数据采集权限范围，可穿戴设备或植入芯片等感知技术可自动上传存储，比如，牙齿监控数据、心率数据、体温数据、视力数据、记忆能力、地理位置信息、社会关系数据、运动数据、饮食数据、购物数据等。用户可以将某些生理监测数据授权给特定对象使用，由他们监控和使用这些数据，进而为用户制定健康管理计划；其他各种相关场景授权应用均可实现。此外，公共管理部门对个人数据可不经个人授权进行实时监控的，达到维护公共治安安全的目的。

构成社会基础的原始数据看起来是单一的、静态的，比如气象、金融、信用数、电力等。政府如果将数据进行关联分析和统一管理，其价值是无法估量的。

（二）大数据预处理技术

大数据预处理过程主要完成对已接收数据的辨析、抽取、清洗等操作（杨燕英等，2016）。

1. 抽　取

因获取的数据可能具有多种结构和类型，数据抽取过程可以帮助我们将这些复杂的数据转化为单一的或者便于处理的构型，以达到快速分析处理的目的（朱斌，2016）。

2. 清　洗

大数据并不全是有价值的，有些不是所关心的内容，甚至是错误的干扰项，因此要过滤数据"去噪"保留有效数据。

二、大数据分析及挖掘技术

大数据分析及挖掘技术包括：改进已有数据挖掘和机器学习技术；开发数据网络挖掘、特异群组挖掘、图挖掘等新型数据挖掘技术；突破基于对象的数据连接、相似性连接等大数据融合技术；突破用户兴趣分析、网络行为分析、情感语义分析等面向领域的大数据挖掘技术（张赞，2015）。数据挖掘技术就是从大量的、不完全的、有噪声的、模糊的、随机的实际应用数据中（朱宪辰，2004），提取隐含在其中的、人们事先不知道的又潜在有用的信息和知识的过程（廖开际，2008）。

（一）数据挖掘技术分类

数据挖掘有多种分类法，涉及多种技术方法。

（1）根据挖掘任务，数据挖掘技术可分为分类或预测模型发现、数据总结、聚类、关联规则发现、序列模式发现、依赖关系或依赖模型发现、异常和趋势发现等。

（2）根据挖掘对象，数据挖掘技术可分为关系数据库、面向对象数据库（范洪波等，2003）、空间数据库、时态数根据库、文本数据源、多媒体数据库、异质数据库、遗产数据库以及环球网 Web（陈明，2003）。

（3）根据挖掘方法，数据挖掘技术可粗分为机器学习、统计、神经网络和数据库。机器学习，可细分为归纳学习方法（决策树、规则归纳等）、基于范例学习、遗传算法等（石杰楠，2005）。统计方法，可细分为回归分析（多元回归、自回归等）、判别分析（贝叶斯判别、费歇尔判别、非参数判别等）、聚类分析（系统聚类、动态聚类等）、探索性分析（主元分析法、相关分析法等）等（石丽等，2003）。神经网络方法，可细分为前向神经网络（BP 算法等）、自组织神经网络（自组织特征映射、竞争学习等）等（钱晓东，2007）。数据库方法，一般是多维数据分析或 OLAP 方法。另外还有面向属性的归纳方法（石丽等，2003）。

（二）数据挖掘软件

传统的数据挖掘软件，一般只能单机上小规模处理数据，数据分析挖掘采用抽样方式。

而大数据挖掘，由于问题的开放性，会涉及大量衍生变量计算，衍生变量多变导致数据预处理计算复杂性；数据挖掘算法比较复杂，计算量很大，特别是机器学习算法，需要通过多次迭代来求最优的迭代计算，例如 K-means 聚类算法、PageRank 算法等。

三、大数据处理技术发展前景

大数据相关技术的发展，创造出细分市场。例如，以数据分析和处理为主的高级数据服务，将出现以数据分析作为服务产品提交的分析即服务（AnalyzeasaService）业务（许丽萍，2013）。与人们的传统理解不同，大数据市场开源软件的盛行不会抑制市场的商业机会，相反开源软件将会给基础架构硬件、应用程序开发工具、应用、服务等各个方面的相关领域带来更多的机会（周震刚，2012）。

Hadoop 将加速发展，从整体上说，不仅是 Hadoop 本身会得到迅猛的发展，同时 Hadoop 在多个数据中心中的配置和无缝集成技术也将成为热门。Hadoop 的专业知识正在飞速增长，但是这方面优秀的人才仍然很缺乏。基于 SQL 的 Hadoop 工具将会得到持续发展。

随着大数据逐渐走向各个行业，基于行业的大数据分析应用需求也日益增长。未来几年中针对特定行业和业务流程的分析应用将会以预打包的形式出现，这将为大数据技术供应商打开新的市场（周震刚，2012）。这些分析应用会覆盖很多行业，吸引大量行业软件开发公司加入。

大数据分析将出现革命性的新方法，就像计算机和互联网一样，大数据可能是新一波技术革命（张周平，2014）。从前的很多算法和基础理论可能会产生理论级别的突破（李艳颖，2018）。

大数据处理离不开云计算技术，云计算为大数据提供弹性可扩展的基础设施支撑环境以及数据服务的高效模式，大数据则为云计算提供了新的商业价值，大数据技术与云计算技术必有更完美的结合（周加艺，2014）。同样地，云计算、物联网、移动互联网等新兴计算形态，既是产生大数据的地方，也是需要大数据分析方法的领域（张周平，2014）。自云计算和大数据概念被提出后，市场推出的一系列软硬件一体化设备。数据仓库一体机、NoSQL 一体机以及其他一些将多种技术结合的一体化设备将进一步快速发展（许丽萍，2013）。

"大数据"技术还处于起步阶段，一般服务产品大都围绕 Hadoop 架构发展而来，但是"大数据"不等同于 Hadoop，云存储与云计算、传统关系型数据库技术在"大数据"时代仍有其不可替代的优势（于薇，2012）。传统的信息组织方式与"大数据"技术的结合，是文献信息处理领域新的研究课题。

四、大数据与健康

（一）数据价值助力健康发展

全新时代随着移动互联网发展到来，数据上云端、大数据技术影响全行业。"无处不数据"的时代，资深互联网评论人士谢文认为，大数据时代将首先对健康和医疗领域带来深刻变革，因为该领域已经走过了思想革命的概念阶段，逐步迈入商业模式创新时期（岳然，2017）。

进入 2014 年后，互联网公司健康大数据应用服务新模式不断出现，成了医疗信息化变革的重要推动力量，移动医疗软硬件产品推陈出新，进入更加集约化、可持续的创新发展阶段。

（二）移动医疗需要大数据支撑

随着国家"信息消费""健康服务业""人口健康信息化"等系列相关政策的制定与实施，云计算、物联网、大数据、移动互联等技术的深入应用，移动智能终端与可穿戴设备应用也逐步成熟，致力于医疗健康服务的移动医疗产业定将大放异彩（李铁奇等，2019）。

随着全社会对健康的重视，人们享受优质医疗健康服务的需求更加迫切（王静，2014）。在"健康中国"战略中，大数据将成为重要的支撑与关键的因素之一。移动通信发展，移动互联网与智能终端的成熟，为医疗健康大数据、移动健康、移动医疗服务提供了支持与保障。第一，数据驱动了医学。第二，数据有效地支持医疗服务、支持公共卫生、公众健康。第三，移动医疗技术与服务面临新的发展、新的挑战，即医疗大数据、大健康的发展驱动。

北京市公共卫生信息中心谢学勤说："我们有很多数据的支持，如果能够提前预测疾病的暴发，将消息推送给很多家长，比如这轮感冒一般以咳嗽为主，应该怎么去预防，可能一些简单的防治在家中就可以做到。"

IBM 中国医疗及生命科学事业部总经理刘洪阐述了 IBM 在移动医疗行业的进展以及创新（张广有，2015）；好医生集团高瞻强调，无论是大数据还是移动医疗，促进互联互通变为互利互用才能使数据活起来，只有将技术、业务分析、解决方案结合在一起，成本才能转变为盈利。

中科院健康信息学重点实验室张元亭表示，医疗设备尤其是可穿戴设备的发展，与移动健康的发展应该是并驾齐驱的。

中华医学会健康管理分会张妮指出，心理学方面的大数据研究会推动整个医学模式的转变（王宇中，2003）。

【思考题】

1. 简述健康管理信息系统的概念。
2. 简述健康信息系统形态和分类。
3. 结合本章内容，谈谈大数据对移动医疗支撑的认识。

第三章

大数据在健康中的应用

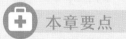 本章要点

1. **掌握**：普通人群健康管理系统、老年人健康管理系统、儿童/青少年健康管理系统、孕产妇健康管理系统的特点及其基本架构。

2. **熟悉**：老年人健康管理系统、孕产妇健康管理系统重点人群健康管理的主要模块。

3. **了解**：健康信息化升级，与大数据、云计算技术深度融合现状及发展趋势。

4. **思政目标**：让学生们了解党的十九大提出的推动互联网、大数据、人工智能和实体经济深度融合的政策。

【导读】

大数据赋能 做好健康管理

"五分钟的体验，仅是对身体健康状态的一个初步判断，如果长期坚持对生命体征数据的积累分析，就可以对人体健康做出像'天气预报'一样的预判。"胡雪乔举例说，智能床最快可以每10秒就产生一个心电图，一晚上约能采集2880个，如果将一段时间积累数据重叠起来计算，就能很容易从中分析身体变化。只要扫一扫码，然后在床上平躺5分钟，一份包含呼吸、心率等数据的健康报告，就会自动发送到手机上。

"其实所有的身体异常，都会在心脏和呼吸等大数据中有反应。我们通过大数据的不断积累和分析，可以越来越精准地监测到健康问题，并进行预判。"徐建春表示，公司计划用3年时间，再新增20万的用户量，通过大数据做好健康管理，特别是服务老人等特殊群体需求。

（资料来源：新华网，2020-09-21。）

（编者注：胡雪乔、徐建春为大数据行业相关从业人员。）

第一节　大数据在健康中的应用概述

一、医疗资源相对短缺

医疗资源是指提供医疗服务的生产要素的总称，通常包括人员、医疗费用、医疗机构、医疗床位、医疗设施和装备、知识技能和信息等。随着我国医疗卫生水平的发展，我国医疗费用、医疗机构、床位等资源均呈持续上涨形势。我国医疗资源现状与信息化建设现状简述如下。

（一）医保基金负担

医保基金负担较重近年来，医保基金支出增幅基本高于收入增幅，且医保支出占收入的比重呈现上升趋势；65岁以上老年人比重占比上升，增加了医疗负担。此外，医疗机构端，资源浪费加大，如存在滥开药、滥检查、药品虚高定价、乱收费等现象，流失医保基金上升，监管机构虽然做了大量工作，但审核控费难度仍较大。

（二）医疗资源不平衡

医疗资源分布不平衡有待完善，分级诊疗制度的部分失灵是其原因之一。

（三）区域健康信息化建设

区域健康管理信息化在政府的大力倡导下基本建立，但是，建设程度、投入应用情况、标准化程度还有差异，基本情况主要体现为以下三点：

（1）电子病历、健康档案、医疗影像数据标准规范需要相对统一。目前格式不同、内容不同、存储分散现象仍存在着。这些现象在区域医疗数据中心层统一存储、统一检索时工作量加大，采集众多子系统业务数据的信息整合难度加大。

（2）我国健康相关行业信息化投入巨大，投入增长率历年来持续上升，其中占主导投入的是临床信息系统，区域卫生医疗信息系统次之。

（3）健康信息化升级，与大数据、云计算技术深度融合，云数据中心成为重要载体，提供健康大数据服务与相关方。将医生、病人、护士、大型医院、社区医院、医疗、保险、医疗机构、卫生管理部门、医疗机构、药品管理相应主体、相关事项的数据得以统合，赋能医疗决策过程。图 3.1 可以比较清晰地反映相关方在信息化统合下的关系。

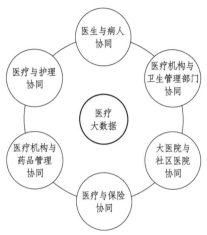

图 3.1 大数据医疗领域应用

二、智慧健康管理与服务作用凸显

随着物联网、大数据等技术在医疗领域的应用，形成了一种新型的智慧医疗服务模式。智慧医疗的建设和发展通过信息化手段实现远程医疗和自助医疗，既有利于缓解医疗资源紧缺的压力，又有利于医疗信息和资源的共享和交换，从而大幅提升医疗资源的合理化分配，还有利于我国医疗服务的现代化，提高医疗服务水平。

智慧健康管理与服务生命周期分为四个阶段：探索期、启动器、高速发展期、成熟期。目前我国步入高速发展期，市场高速增长、商业模式不断清晰完善，细分领域龙头初现。智慧健康管理与服务作用主要表现为医院去中心化、医生去中心化和药品去中心化三个方面。

（一）医院去中心化

2015 年原国家卫计委（现为"国家卫健委"）将分级诊疗作为医改重点，制定分级诊疗指导意见，并启动公立医院改革试点地区开展分级诊疗试点（吕永强，2015）。

（二）医生去中心化

当前我国优秀医生资源集中分布在三级甲等知名大医院。政府考虑监管有效的同时也适度推动医师合理流动，逐步放宽医师多点执业。原国家卫计委于 2014 年 11 月发布《关于推进和规范医师多点执业的若干意见》，简化多点执业程序。

（三）药品去中心化

商务部联合国家发改委等六部门于 2014 年 9 月发布《商务部等六部门关于落实 2014 年度医改重点任务提升药品流通服务水平和效率工作的通知》，鼓励零售药店分担医院门诊药房部分服务和其他法律法规允许专业服务的探索。2014 年 5 月 28 日，国家食品药品监督管理总局发布《互联网食品药品经管监督管理办法（征求意见稿）》，提出凭借处方放开网售处方药的规定。智慧健康管理与服务快速发展。我国要建成国家政府数据统一开放门户（杨光，2015），优先开放医疗领域数据，进入医疗大数据快速发展时期。

第二节　　孕期健康管理信息系统

一、孕期健康管理信息系统基本功能

（一）孕期健康管理信息系统

孕期健康管理信息系统是为医院产科量身打造的信息系统。主要管理从妇女怀孕开始到分娩结束 42 天以内的一系列医疗保健服务信息（宋文质等，2002）。产妇信息大部分在门诊阶段，就诊具有连续性、周期长特点，诊疗信息、以往门诊记录多采用纸质化手工录入，不可避免会出现速度慢、共享性差、信息不全等问题，增加门诊护士工作量，同时不利于医生、护士医疗工作的开展。

围绕"以人为本"的思想，强调以人的全生命周期健康管理、健康决策为目的规划孕产妇保健管理信息系统，根据国家新一轮医药卫生体制改革要求，以原卫计委《中国妇幼卫生检测工作手册（2013）》和妇幼保健上报要求，建立起"标准化健康档案"数据中心。消除"信息孤岛"和"信息烟囱"，实现互联互通和信息共享，减少患者重复检查、重复用药、降低医疗费用、提高医疗服务和卫生管理决策的质量与效率。

孕期健康管理信息系统一般由门诊、住院、数据统计三部分组成，与院内业务系统之间实现数据共享、与上级妇幼平台的对接（刘宁等，2019），完成数据收集、集成，打通门诊、住院信息，形成孕产妇保健信息化管理平台。

（二）孕期健康管理信息系统架构

系统收集门诊记录、住院记录数据，形成孕妇档案记录。院病人列表、分病区展现等基本信息、全科室所有病区整体床位情况（住院人数、已分娩人数、空床位数、自然分娩 3 天人数、剖宫产 7 天人数等）、分顺产/破宫产记录可在系统显示。系统支持孕妇产程管理，即产程用时、分娩用药等的数据、结构化录入界面、支持打印孕妇分娩记录单。系统支持孕妇分娩记录单共享新生儿评分。系统支持对新生儿观察记录、

采集新生儿体温能自动绘制体温曲线图，并支持预览、打印。系统支持孕妇分娩后病房产房结构化录入、编辑，打印、生成病房产房交接记录单。

（三）基本功能模块

1. 基本资料

通过 HIS 系统，方便查询到孕产妇及配偶基本信息：孕妇基本情况、孕妇丈夫基本情况、孕妇月经史、孕妇现病史、孕妇家族史、孕妇既往史、孕妇孕史等相关记录。

2. 早孕检查

早孕的一般症状、早孕体格检查、早孕妇科检查、早孕产科检查、早孕的产科并发症、早孕的产科合并症、自动精准计算预产期、记录早孕诊断结论等相关内容。

3. 产前检查

管理产检基本情况（如进行一般常规检查，如身高、体重、血压、宫高、腹围、水肿等）（顾莹，2010）、产检化验检查情况、产检特殊检查情况（如 B 超、胎儿监护、脐血流等）、产检妊娠疾病、产检高危因素及评分、产检医生诊断结论；支持历次产检数据的显示；系统自动生成宫高/孕周、腹围/孕周的曲线图。

4. 提供查询参考意见

孕期保健、饮食卫生知识，提供医生参考意见、保健指导供孕妇参照；查询预约产检、临产情况；支持产检报告打印。

5. 产时记录

分娩信息记录（分娩日期及时间、接生分娩方式、出血量、羊水量、产后血压、会阴情况等与分娩相关的基本信息）；新生儿出生信息记录（新生儿出生时间、性别、评分、体重、身长等基本信息）。

6. 监督信息管理

上报分娩信息、产房专科病历文书、产后访视信息与管理、婴儿历次访视信息与管理、访视医生工作监管信息、结案管理。

孕期健康管理信息系统如图 3.2 所示。

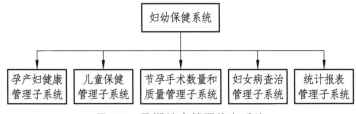

图 3.2　孕期健康管理信息系统

二、高危孕产妇数据管理功能

（一）管理高危档案

（1）关注孕妇基本资料和相关数据信息（产检、产时记录），平台支持高危因素自动判断，生成高危专案，流程进入高危管理；

（2）系统支持医生判断手动新增高危档案；

（3）管理孕妇高危转归；

（4）管理孕妇高危结案；

（5）管理高危复诊；

（6）统计、查询高危孕妇；

（7）支持高危因素自动判断或人工加入及风险值评分；

（8）记录高危复诊情况；

（9）进行高危追访与登记。

（二）孕产妇保健报表管理

系统提供相关孕产报表，包括孕产妇工作量、孕产妇工作量台账、孕产妇工作量季报、孕产妇年报、孕产妇自定义报表等。

（三）孕产妇短信推送平台管理

（1）平台定期通知体检。

（2）孕产妇信息系统支持首次建档完成自动提醒功能，自动通知首次检查内容及注意事项。

（3）预约产检成功后，系统自动记录存储，临近时间前几天自动提醒孕妇进行产检。

（4）健康指导、饮食建议等。

第三节　　婴幼儿与青少年健康管理信息系统

一、婴幼儿健康管理信息系统

（一）基本功能

婴幼儿健康管理信息系统，服务内容支持妇女儿童保健服务、医嘱诊疗服务等；系统流程运营支持身份证健康卡读取挂号、预约挂号、保健手册建立；专项管理支持高危孕妇及重点儿童管理。

1. 个人信息管理

个人信息管理主要包括：自动建立保健手册，通过数据关联自动提取配偶或子女信息；支持自动填充妇女初检病史记录；基本信息能够自动关联其他模块共享，减少重复录入。

2. 医嘱管理

医嘱管理主要包括：快速下达医嘱，包括药品、检验、检查等申请；成套方案支持、处方职级、处方限量管理等；自动记录孕期妇女用药、儿童用药监测功能；结构化保健医疗一体，记录全过程保健、检查内容；支持高危孕产妇与重点儿童管理，发现的高危孕产妇、重点儿童纳入统一管理，支持高危评分、登记、预约、追踪和转归流程；高危因素自动指标值确认预警；孕期保健指导、儿童膳食、早教指导支持功能。

（二）教育功能

系统一般需要内置健康教育模板。采用针对性的健康教育策略，及时对孕产妇进行围产保健知识宣教是非常必要的（王新卫，2011）。支持模板新增、修改、打印；妇女保健服务；支持各科室检查结果汇总；提供孕妇各阶段保健业务支持和指导；支持差异化自定义保健指导。

（三）其他功能

提供儿童健康体检管理功能；提供 5 岁以下儿童死亡管理功能模块；提供检索历史保健服务（EHR）的功能模块；孕期视图、儿童健康视图。

（四）其他记录功能

其他记录功能主要包括诊断、检查、检验、其他交互信息记录。

（五）母子健康 App 及微信公众号功能

在移动互联网与 5G 时代，可远程建档预约，节省现场建档等待时间。"互联网＋"思维推出了母子健康手册 App，内容包含个人档案、孕育百科、健康检测、产检结果、检查提醒、孕妇学校、营养食谱、孕产日记、政策法规等（晓凡，2017），实现妇幼卫生工作信息化管理，提高孕产妇和儿童保健信息的及时性、准确性和科学性，推进妇幼保健事业（陈川碧等，2013）。

婴幼儿健康管理信息系统功能模块与界面展示如图 3.3 所示。

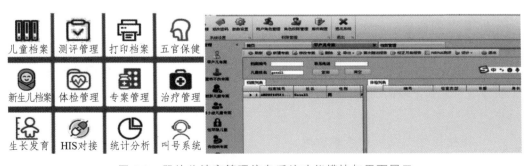

图 3.3　婴幼儿健康管理信息系统功能模块与界面展示

二、儿童健康管理信息系统

（一）儿童健康管理信息系统介绍

儿童健康体检管理子系统是记录和管理 7 岁以下儿童的健康信息，对儿童各期生长发育进行动态评价的计算机应用系统（逄铧，2010）。该系统建立儿童系统完整档案，连续动态追踪 0~7 岁龄区间的健康数据，具体包括：健康体检、营养状况、生长发育监测、眼、口腔、听力、心理等保健信息，实现对七岁以下儿童的健康管理（见图 3.4）。

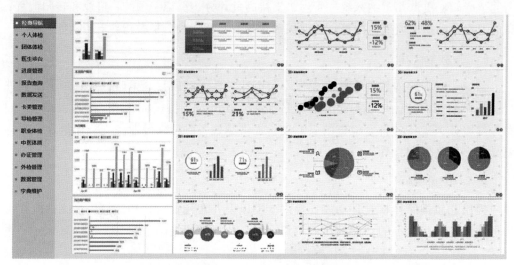

图 3.4　儿童健康管理信息系统

（二）功能模块

1. 基本资料

与"HIS 系统"兼容，能检索系统已有的基本出生信息；与"孕产妇保健管理平台"兼容，能共享检索到婴幼儿阶段的信息；支持手动输入，登记儿童基本信息的功能。

2. 体检资料

详细记录历次体检资料；自动评价儿童体格发育情况；科学保健查询指导功能和饮食喂养建议；系统自动生成儿童生长发育比值功能（WHO 推荐的体重/年龄、身高/年龄、体重/身高相关的指标体系）。

3. 体弱儿档案

系统根据预设指标体系，及时预警判断体弱儿体征；体弱儿档案自动生成功能，兼容医生输入编辑判断体弱儿功能；体弱儿档案管理功能；动态追踪体弱儿温馨提示、关联复诊与复诊记录的功能；体弱儿恢复治疗、保健指导、康复转归、结案管理功能模块。

4. 监控指标上报接口兼容功能

省妇幼保健信息平台直接报送功能，通过接口程序报送五岁以下儿童死亡、体弱儿信息；与"上级新生儿出生缺陷分系统"兼容，记录出生缺陷新生儿，生成相关报表上报。

5. 报表系统

儿童保健工作报表；儿童保健工作明细报表；儿童保健季度报表；儿童保健年度报表；儿童保健专案数据统计；儿童保健自定义报表等。

（三）儿童保健短信平台管理系统及其他

1. 短信平台系统

平台体检提示推送短信功能；服务端短信自定义内容功能，推送动态健康指导及饮食建议。

2. 其他管理系统

包括儿童保健口腔管理系统、儿童保健视力检查系统、儿童保健新生儿疾病筛查管理系统、儿童保健听力筛查管理系统等。

三、青少年体质健康管理信息系统

中国学生体质健康网（www.csh.edu.cn）登记学校信息，使用"国家学生体质健康标准数据管理系统——数据上报软件"进行数据上报。

其基本程序为：设置学校信息—设置测试项目—提交学生测试数据—自动评分—上传数据（李文强，2013）。

基本信息如表 3.1 所示。

表 3.1　青少年健康管理系统信息

列　名　称	备　　注
家庭住址或身份证号	中小学生请选填青少年的家庭住址，大学生请选填身份证号
身高	填写青少年的真实身高，小数点后保留 1 位，单位：厘米
体重	填写青少年的体重测试成绩，小数点后保留 1 位，单位：千克
肺活量	填写青少年的肺活量测试成绩，单位：毫升
耐力项目成绩	填写青少年所选测的耐力项目测试成绩
柔韧、力量类项目成绩	填写青少年所选测的柔韧、力量类项目测试成绩
速度、灵巧类项目成绩	填写青少年所选测的速度、灵巧类项目测试成绩

数据导入成功后，可按全校、年级、班级及个人进行评分计算。

评分完成后，可点击"数据上报"按钮，然后点"生成上报文件"按钮，完成后，点击"开始上传"。当数据上传结束后，系统会给出提示。

国家数据库的定位一般是：为每年的数据上报工作服务；为各级教育行政部门、学校查询数据服务；为促进青少年的体质健康服务。

（一）数据查询方法（见图 3.5）

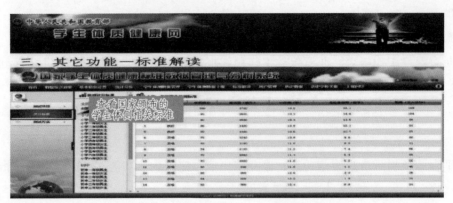

图 3.5　国家学生体质健康标准数据管理系统

（二）关于权限

教育行政部门：按属地管理，可以查询本辖区内学校数据的各种统计报表。

学校：凡是已在中国学生体质健康网进行上报学校网上登记并获得学校代码及国家数据库会员号的学校，即可以用此国家数据库会员号注册成为国家数据库的会员。

青少年健康管理系统项目数据类型和范围如表 3.2 所示。

表 3.2　青少年健康管理系统项目数据类型和范围

项目类别	名称	单位	数据类型	数据范围
身体形态	身高	厘米	实数（小数点后取一位小数）	80～250
	体重	千克	实数（小数点后取一位小数）	14～200
身体机能	肺活量	毫升	整数	500～9 999
耐力项目 （选测一项）	1000 米跑	'（"）	时间格式	2'00"～9'00"
	800 米跑	'（"）	时间格式	2'00"～9'00"
	台阶试验		整数	20～99
	400 米跑	'（"）	时间格式	0'45"～4'00"
	50 米×8 往返跑	'（"）	时间格式	0'45"～4'00"
柔韧、力量 项目 （选测一项）	引体向上	次	整数	1～99
	仰卧起坐	次/分钟	整数	1～99
	掷实心球	米	实数（小数点后取一位小数）	1～25
	投沙包	米	实数（小数点后取一位小数）	1～50
	坐位体前屈	厘米	实数（小数点后取一位小数）	30～40
速度、灵巧 项目 （选测一项）	握力	千克	实数（小数点后取一位小数）	1～100
	50 米跑	秒	数（小数点后取一位小实数）	5～20
	25 米×2 往返跑	秒	实数（小数点后取一位小数）	5～20
	立定跳远	米	实数（小数点后取二位小数）	0.50～4.00
	跳绳	次/分钟	整数	1～300

续表

项目类别	名称	单位	数据类型	数据范围
速度、灵巧项目（选测一项）	篮球运球	秒	实数（小数点后取一位小数）	1~60
	足球运球	秒	实数（小数点后取一位小数）	1~45
	排球垫球	次	整数	1~99
	30秒踢毽子	次/30秒	整数	0~99
	足球颠球	次	整数	1~99
各种指数编号	身高标准体重			
	肺活量体重指数			
	握力体重指数			

第四节　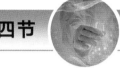成人、老人健管信息系统

一、成人健管信息系统基本功能

成人健管信息系统服务平台（见图3.6）是一个全信息化模式的互联网成人健康服务平台，它的具体功能包括健康信息采集、疾病风险评估和健康指导干预等，此外还包括信息采集、健康测评、风险评估、健康指导和风险因素干预在内的健康服务。

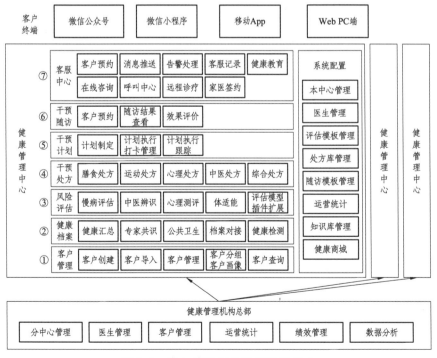

图 3.6　成人健管信息系统服务平台

（一）成人健康服务平台

成人健康服务平台包括：客户接触子系统、信息处理子系统、接口处理子系统。

（二）成人健康评估

健康评估是健康服务中重要的一步，它是通过收集与追踪反映个人身体健康状况的各种信息，然后利用预测模型来确定参加者目前的健康状况及发展趋势，最后根据疾病评估结果，针对健康危险因素为个人提供保持和改善健康的方法。健康评估有效地帮助降低个人患慢性病的危险性，维持与个体年龄一致的良好状态，使参加者能健康幸福地生活。除此之外，健康评估还包括：健康生理评测、健康心理评测。根据用户输入健康信息（体检指标信息等医学指标参数或者心理咨询问题），健康评估模块计算处理并输出评测结果。

二、成人健管信息系统其他功能

（一）信息处理子系统

信息处理子系统完成信息的存储、分析、抽取以及客户健康信息的再造计算，信息处理子系统是系统的核心处理模块，它的上层是客户接触模块，下层是接口处理模块，系统的建模算法从简单到复杂逐步演进最终实现分布式服务处理阵列（云计算处理）。信息处理子系统提供的服务包括：信息管理服务、业务管理服务、评估服务、交互服务、账户管理服务、查询服务、支付服务、诊断传感信息诊断服务。

信息处理子系统提供了全天候健康诊疗服务功能，首先用户诊疗传感器将用户实时健康指标信息（温度、心律、血压、血糖、血脂指标等）通过无线或有线接入采样，然后由诊断服务处理系统对采样信息记录、分析并形成健康预警评估信息，最后对用户的健康状况进行实时监控。

（二）接口接入服务

要达到成人健康服务平台同外围关联系统的接口接入服务功能。需要的接入服务包括：客服系统介入服务、业务平台接入服务、银行（银联）接入服务、医疗机构接入服务、会员俱乐部接入服务、诊疗传感接入服务。

如果要实现各个接口报文的协议转换和转发交易请求，需要将交易处理结果生成各个接口报文信息发送对端接口处理，完成交易过程。

成人健康管理流程如图 3.7 所示。

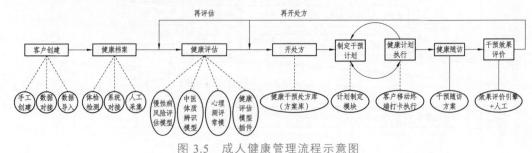

图 3.5　成人健康管理流程示意图

三、老年人健康信息管理系统基本功能

老年人健康信息管理系统是实现智慧养老的重要数据管理平台。该系统不仅可以利用信息技术和人工智能技术为老年人健康信息的管理和利用提供有效的解决方案，同时也可以为养老服务机构的功能完善及相关政府部门的政策制定提供有力的帮助和依据支撑。

系统结构分为客户端层、硬件层、软件层和数据层。客户端层按照使用的人员和单位可以分为老年人客户端、监护人客户端、养老机构客户端、政府部门客户端和系统管理员客户端等，各类客户端都具备了不同的功能。硬件层包含各种穿戴设备和信息显示设备等，它主要服务于使用者与系统之间的数据交换和处理。软件层包括老年人健康信息管理系统和系统集成的其他软件，是实现系统功能的重要组成部分，也是系统开发的重点。数据层是老年人健康信息管理系统的核心，系统数据分为基础数据和养老医疗知识数据两部分（包括健康档案信息和康养指导知识），基础数据是老年人健康数据的核心，主要是采集与储存老年人健康信息数据，养老医疗知识数据集成的养老与医疗知识能够支撑系统对老年人个体或者特定群体的健康状况进行分析。

系统功能有四大功能模块（见图3.8），一般分为健康档案信息录入、健康档案信息检索、健康档案信息存储和健康数据对比分析。

系统组成

◆ 居家养老运营管理系统　　◆ 健康管理子系统
◆ 养老机构集团管理系统　　◆ 志愿者子系统
◆ 政府补贴管理系统　　　　◆ 医护工作站
◆ 评估管理系统　　　　　　◆ 门户网站
◆ 大数据中心　　　　　　　◆ 各个角色
◆ 养老机构系统　　　　　　移动终端App
◆ 服务中心子系统
◆ 服务商子系统
◆ 用户自助子系统

图 3.8　老年人健康信息管理系统功能模块

（一）健康档案信息录入

健康档案信息录入的功能一般实现的是老年人健康档案信息的录入。老年人健康档案信息包括健康体检信息和老年人的实时生命体征信息。健康体检信息采用手动录入与系统导入两种方式。手动录入功能针对的是老年人日常自行体检且未在医院智慧管理系统中存储的零散体检数据。系统导入功能针对的是老年人在具有智慧管理系统的医疗机构体检后，老年人健康信息管理系统通过医疗机构的智慧管理系统直接导入老年人的体检信息，该功能可以大大提高系统的运行效率。

（二）健康档案信息检索

系统一般提供名字、性别、民族、身份证号和监护人姓名等多字段的检索功能，

使用者根据具体情况利用单个或多个字段进行检索，从而提高信息检索的效率。系统还可以提供群体数据检索功能，能够检索满足一定条件的老年人群体的健康信息，该功能可以使养老服务和医疗机构以及相关政府部门掌握特定老年人群体的健康状况，为制定相关政策提供有效的数据支撑。

（三）健康档案信息存储

老年人健康信息管理系统的运转效率的基础是稳定和完善的信息储存。因此，系统的信息存储是系统设计需要关注的重要组成因素。为了保证系统存储信息的稳定性和安全性，系统采用了云存储技术，在数据上传云端之前，利用加密软件进行加密保护，在编码完成后再将数据信息上传至云端服务器，同时系统设计了严格的权限管理功能，保证信息的安全性。

（四）健康数据对比分析

系统提供的健康数据对比分析有个人健康状况分析和群体健康状况分析两个子功能。个人健康状况分析能够根据操作者设定的时间段和一般身体健康指数进行分析，并通过系统内置的康养知识专家库中的康养知识给出对应的康养方案和注意事项，为老年人自我养老提供有力支撑。

老年人健康信息管理系统软件如图 3.9 所示。

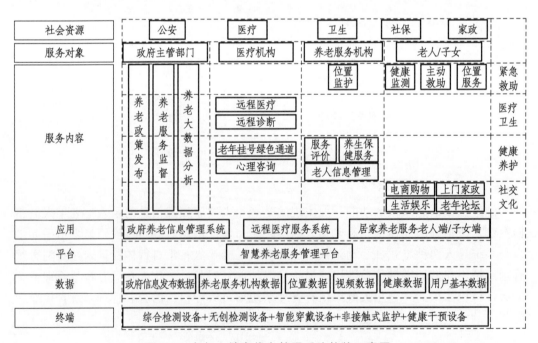

图 3.9　老年人健康信息管理系统软件示意图

图片来源：软件产品网。

四、老年人健康管理系统具体功能

老人的体检健康信息可以对老人健康进行监控预警。支持健康一体机可以检测到老人健康数据，包括血压、血糖、血氧、心率、运动、BMI 等指数，同时包含医院、医生管理信息、健康设备的管理信息。

（一）健康数据管理

1. 体检信息管理

填入老人的体检信息，包括血压、血氧、血糖、心率、胆固醇、尿酸等的信息（见图 3.10）。

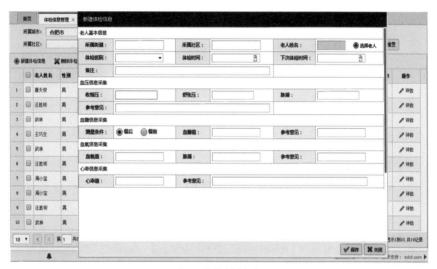

图 3.10　老人的体检信息录入界面

对于已添加的体检信息，由专业的医疗人员来进行评估（见图 3.11）。

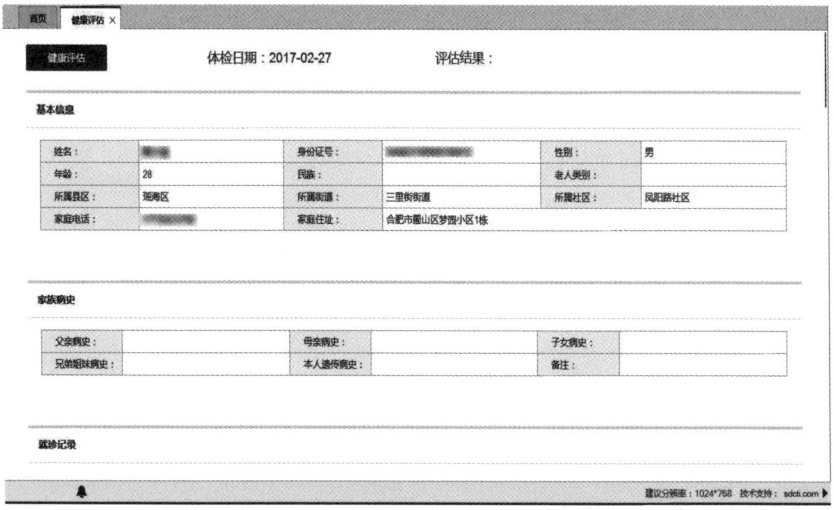

图 3.11　专业医疗人员评估表界面

2. 健康监控管理

先在接入健康一体机上，刷卡建立老人健康管理信息，测量健康各项数据。统计界面上就会显示每一个老人的健康监控界面（见图 3.12）。

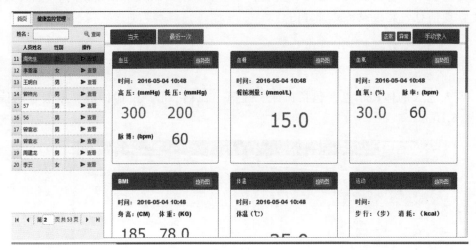

图 3.12　监控界面各项数据

（二）健康弹屏界面

对于使用健康一体机来测试身体健康指数的老人，刷身份证即可在平台自动弹屏，一体机测量完成后，会自动上传并显示到此界面对应的测量项和测量数值（见图 3.13）。

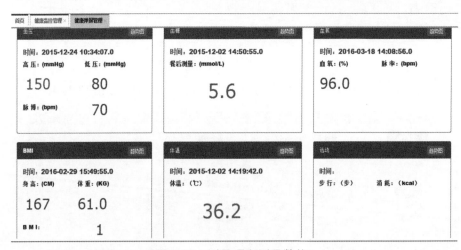

图 3.13　测量项和测量数值

1. 健康参数管理

对健康项目的基础值进行设置，系统会自动将老人体检的实际数值与基础值进行比较，假如超出这个范围，系统会对该老人的该项体检项目进行预警，在平台和 App 端显示预警信息详情，以提示工作人员、家属、老人等及时关注老人的身体健康（见图 3.14）。

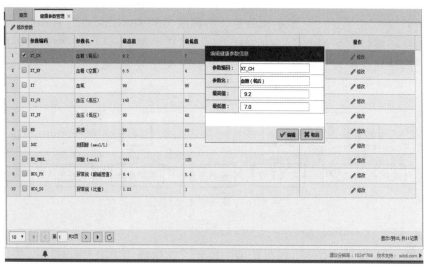

图 3.14　健康参数管理界面

2. 健康预警管理

如果老人的数值超出安全范围时，会自动对老人的健康信息进行预警（见图 3.15）。

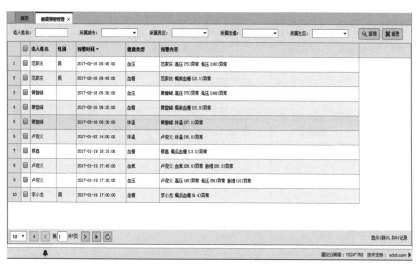

图 3.15　健康预警管理界面

第五节　临终关怀和心理健管信息系统

一、信息系统与临终关怀服务

20 世纪 70 年代，英国西西利·桑德斯（Cicely Saunders）女士曾先后两次爱上身患癌症的病人，在目睹了恋人的痛苦和死亡之后，她钻研疼痛医学并获得了医学博士学位，1967 年成立了圣·克里斯托弗慈怀护理院（St. Christopher's Hospice），减少癌症患者的身心痛苦。受到桑德斯的影响，全球慈怀护理运动极力抵制不必要的生命延续措施，倡导姑息护理。临终关怀相关内容如图 3.16 所示。

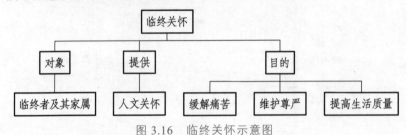

图 3.16　临终关怀示意图

（一）临终关怀事业模式

我国临终关怀事业模式主要包括安宁模式、施榕模式、养老院模式、传统医学模式、宁养模式和安养模式。

1. 安宁模式

安宁模式是首都医科大学李义庭教授从 1995 年开始论证的模式，强调了一个中心、三个方位、九个结合的重要性，具体是指以控制疼痛作为临终关怀的中心工作，依托医院、社区、家庭三方的连接，充分利用九个方面的资源。国家标准下的安宁疗护中心科室设置如图 3.17 所示。

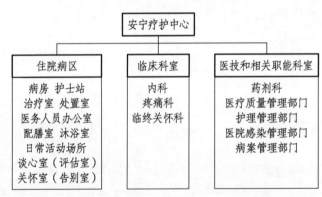

图 3.17　国家标准下的安宁疗护中心科室设置示意图

图片来源：http://finance.sina.com.cn/roll/2019-02-12/doc-ihrfqzka5158837.shtml。

2. 施榕模式

上海医科职业学校施榕老师提出了村医帮助家庭提供临终关怀的模式。在乡镇医院指导下，村医帮助患者控制褥疮并指导其正确使用止疼药是施榕模式的基点。

3. 养老院模式

养老院模式要求养老院与医院密切合作，将临终患者转到养老院临终关怀病房，并在养老院内完成从长期护理到临终关怀的过渡（见图 3.18）。

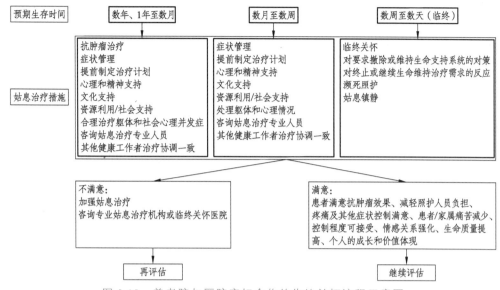

图 3.18　养老院与医院密切合作的临终关怀流程示意图

4. 传统医学模式

传统医学是我国临终关怀事业的一个最具中国化和本土化的亮点。中医和我国少数民族医药资源在临终关怀领域发挥作用的时间远远超过西医，其独特性和思想性值得学界关注。

5. 宁养模式

宁养模式是李嘉诚基金会推动社工参与的临终关怀模式。该基金会于 1998 年捐资支持汕头大学第一附属医院兴建宁养院，组织社工为贫困癌症患者提供免费护理。情感工资是宁养模式的基点。

6. 安养模式

安养模式基于佛学阐释形成的意念、语言、行为三个方面的反向关怀语录、解释以及指南，可以成为俗世临终关怀借鉴的精神慰藉方法论之一（见图 3.19）。

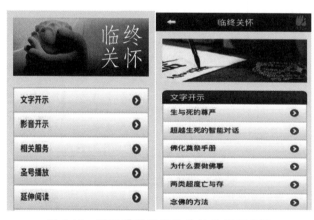

图 3.19　基于佛学阐释的临终关怀示意图

（二）信息系统介入临终关怀服务

一款由陈丹设计的临终关怀机器人在 2012 年展现。在设计上赋予其软材质与手臂安抚功能，并通过事先录制的音频向临终患者提供支持与安慰。试验中设想的一种情况是当患者进入弥留之际，院方激活机器人装置，机器手臂会按照程序进行安抚与语音的播放，用以陪伴患者走完人生的最后阶段。2017 年，美国波士顿的医学中心和美国东北大学共同研究并设计一款用于跟临终患者聊天并分析病情的聊天机器人软件，并提供给 360 名被告知生命不到一年的显示患者，结果患者普遍愿意跟机器人交谈，理由是医生并无足够的精力去应对每个患者。2018 年，KenSci 的首席技术官 Ankureredesai 开始使用机器学习和人工智能探索在个体生命尽头的医疗系统动态。

唐·诺曼的《情感化设计》中提到，人的情感可分为三个层次，即本能层、行为层和反思层。因此，需要在临终关怀需要中融入人文关怀。

本能层反映为家属与患者可接受宁养服务，宁养机构可顺利完成临终关怀服务。行为层反映为患者在宁养机构中是能感受到在迟暮之年仍有正面的情绪与情感，家属与宁养机构在进行服务流程各项程序时较为省心。反思层反映为家属与患者在接受临终关怀服务后会对其产生理解与信赖，改善患者的心态与看待宁养的方式，同时家属在宁养服务完成后会获得一份回忆而不是负面情绪。

二、临终关怀信息系统功能

（一）临终关怀服务 App 信息架构

考虑临终关怀服务 App 适用人群的特殊性，层级应尽可能较少，主要分为四个部分（见图 3.20）。首页界面涵盖了患者、医护人员以及家属的常用功能与模块，界面简洁，可满足宁养信息的宣传与科普及快速响应与运用的功能需求。

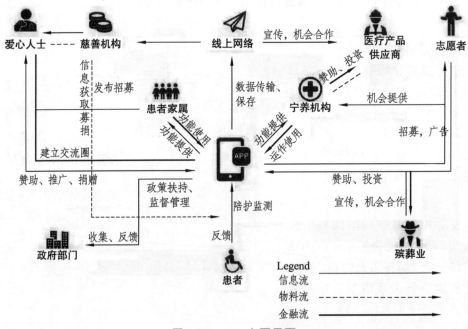

图 3.20　App 主要界面

图片来源：吴琼，彭晓芳，庞宝术. 服务设计视角下临终关怀服务 APP 设计研究[J]. 创意设计源，2021（2）：14-19.

（二）临终关怀服务体系

"养老与送终"自古以来是中华民族所关注与重视的问题，也是经济与科技快速发展后人类社会变革所要必然面对的问题。以患者前往养老院后到养老送终阶段为时间维度，梳理在临终关怀服务中的利益相关者，并提出患者、家属与院方的三方核心关系。运用服务蓝图与用户旅程图等工具寻找服务触点，获取其真实需求。对需求进行分析，得到产品设计目标即 App 设计、设计核心要素即人文关怀以及建立多方合作的临终关怀服务体系，最终用视觉化手段呈现。

三、心理健康信息系统基本功能

(一)心理健康信息系统组成

心理健康信息系统一般由四部分组成：网站客户端(B/C 端)、手机端(APP)、后台管理端、数据库管理端。组织结构如图 3.21 所示。

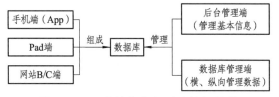

图 3.21　心理健康信息系统组织结构

(二)心理健康信息系统功能模块

通过对个体的能力、自我、适应、人际关系、智力、职业生涯等方面进行全面评估，了解个体心理健康状况，建立心理健康教育档案，实现个体与社会的衔接，促进个体在社交、情绪、动机、智力等方面全面发展。心理健康与测评档案管理系统一般包含人员信息管理系统、测验管理系统（18 大类，116 个量表）、危机干预管理系统、调查问卷管理系统、咨询预约管理系统、心理档案管理系统、数据分析系统等的功能。其功能模块如图 3.22 所示。

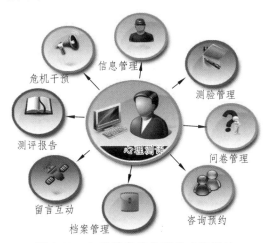

图 3.22　心理健康信息系统功能模块

【思考题】

1. 简述老年人健康管理系统、孕期健康管理信息系统的主要模块功能。
2. 电子档案标准化有哪些作用与意义？
3. 我国临终关怀事业模式主要包括哪几种类型？

第四章

大数据与健康环境

 本章要点

1. **掌握**：食品药品安全信息管理系统基本模块。

2. **熟悉**：爱国卫生运动信息管理系统、健康社区数据管理、环境管理信息系统模块组成。

3. **了解**：健康社区数据管理六大要素。

4. **思政目标**：认真学习《国家环境保护"十三五"环境与健康工作规划》，充分认识其指导思想、基本原则和规划目标。

【导读】

《国家环境保护"十三五"环境与健康工作规划》
指导思想、基本原则和规划目标

（一）指导思想

全面贯彻党的十八大和十八届三中全会、十八届四中全会、十八届五中全会、十八届六中全会精神，深入贯彻习近平总书记系列重要讲话精神，牢固树立创新、协调、绿色、开放、共享发展理念，把人民健康放在优先发展的战略地位，落实《环境保护法》《"健康中国2030"规划纲要》要求，进一步夯实环境与健康工作基础，以制度建设为统领，将保障公众健康纳入环境保护政策，有效控制和减少环境污染对公众健康的损害。

（二）基本原则

第一，预防为主，风险管理。综合运用法律、行政、经济政策和科技等手段，对具有高健康风险的环境污染因素进行主动管理，从源头预防，消除或减少环境污染，保障公众健康。第二，完善制度，夯实基础。逐步建立健全环境与健康管理基本制度，做好与各项环境管理制度的衔接，掌握基本情况、基本数据，狠抓能力建设，不断提高环境与健康工作系统化、科学化、法治化、精细化和信息化水平。第三，统筹兼顾，多元共治。统筹当前与长远、全面与重点、中央与地方以及跨部门协作等关系，发挥政府主导作用，鼓励和支持社会各方参与，因地制宜、分类施策，切实增强环境与健康工作的实效性。

（三）规划目标

掌握我国重点地区、重点行业主要污染物人群暴露水平和健康影响基本情况，建立环境与健康监测、调查和风险评估制度及标准体系，增强科技支撑能力，创新管理体制机制，提升环境决策水平，壮大工作队伍，推动公众积极参与并支持环境与健康工作。

（资料来源：中国政府网，2017-02-22。）

2015年8月，国务院发布《促进大数据发展行动纲要》（国发〔2015〕50号），将大数据发展提升为国家发展战略，在生态环境保护领域尤其具备广阔的应用和发展前景。关注环境的变化以及研究其对人体的影响，是一门交叉学科，它是环境健康学研究的范畴，需要兼备化学、生物、毒理学、地理学和流行病学的基础，必要时还需具备统计学基础和分析应用能力，尤其是近年来大数据时代的到来，更需要具备对大批量环境流行病学数据进行处理和挖掘的能力。在做具体环境健康研究前，基础科学给予研究方向和指导，统计学和数据科学提供方法和补充。

现阶段在生态环境保护和环境健康领域，主要存在以下矛盾：生态环境问题与人民群众对美丽健康环境需求之间的矛盾；海量大数据与"数据孤岛"、多元数据共享/融合困难；环保监测监控技术水平、数据获取能力与工作服务不足之间的矛盾。这些矛盾，恰恰是大数据的发力点。

第一节 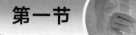 爱国卫生运动信息管理系统

2015 年，国务院印发《关于进一步加强新时期爱国卫生工作的意见》，强调爱国卫生工作的重要性，指出要提高认识、继承和发扬优良传统、丰富工作内涵、工作机制完善、工作方法创新，切实加强新时期爱国卫生工作，不断改革创新。

围绕爱国卫生运动的宗旨，实现爱国卫生工作的动态管理，收集基础数据、卫生城镇创建评审管理、建立资源库等。同时，发动群众参与爱国卫生运动，采用网站、微信等媒介公开爱国卫生工作成果，宣传卫生政策、法律法规、健康知识，建立爱国卫生信息管理综合服务平台，发挥"互联网＋"模式优势，把管理信息系统平台、App、微信作为工作抓手的主要载体，改革创新和切实加强新时期爱国卫生工作。

一、爱国卫生运动信息管理系统基本功能

（一）PC 端功能模块

PC 端八大功能模块包括：基础数据填报、数据分析、预警监测、在线申报、在线评审打分、报表导入导出、资料库、系统管理。注重疾控工作数据上报，通过系统管理平台，合理赋权各层级用户权限，根据角色登录、上报系统进行数据录入和查询。

（二）微信公众号

基于微信平台，建设公众号，实现对宣传爱国卫生相关文件、政策、依据等信息的推送，并实现与微信用户互动等公众号功能。

（三）移动端

满足移动办公需求，实现通过 App 登录系统，查看系统资料库资料；定时开展现场检查工作，记录现场位置、记录开展现场检查工作时间、记录现场评分、上传现场照片、查看资料等。

二、爱国卫生运动信息管理系统数据库功能

全国爱国卫生运动委员会办公室（简称"爱卫办"）主导基本数据和动态数据的管理。建设爱国卫生办公自动化系统，支持公文传递、信息报送、工作通知、知识共享、沟通交流等功能模块，统一规范管理。集中管理爱国卫生综合管理、卫生创建、农村改水改厕、健康教育、除四害等信息，各级爱卫工作人员统一登录使用，按照权限划分职能及数据管理。

（一）基本信息数据库和业务应用数据库管理

1. 基本信息数据库维护

行政区划、综合管理、卫生创建、农村改水改厕、健康教育、除四害的基础性信息表，参照国家标准进行数据交换，由爱卫办统一管理。

2. 业务过程动态数据库，需动态实时更新

业务应用数据库基于基本信息数据库建设，是指综合管理、卫生创建、农村改水改厕、健康教育、除四害等工作过程数据库。

（二）办公自动化系统模块

爱卫办内部办公自动化系统模块包括公文报送平台、信息上报、知识库、交流论坛、短信提醒、通讯录、信息交换等功能。其辅助爱卫办，提高工作效率，减少沟通成本。常用功能如表 4.1 所示。

表 4.1　爱卫办内部办公自动化系统模块功能

功能模块	功能组成
我的工作台	待办工作、通知公告、业务信息、消息提醒、规章制度、工作日程、个人考勤、发送消息、图片共享
公文管理	发文管理（公文拟稿、发文跟踪、历史记录） 收文管理（收文登记、收文跟踪、历史记录） 档案管理（收发文归档、档案查询、档案借阅）
信息管理	信息采编（内网及外网栏目同步采编）、信息流转审批、信息发布（发布到内网或者外网栏目）
财务管理	个人工资查询、财务管理（工资导入及查看、预算执行表导入及查看）、预算执行维护、用款计划上报及维护、表格下载
人事管理	考勤管理、考勤统计、签到签退设定
后勤管理	电脑维护管理、物业服务管理、流转审批
个人事务	通讯录管理、考勤记录、日程安排、工作委托
系统管理	参数管理、文号管理、公文模板管理、组织机构管理、用户管理、工作流程管理、公文监控、组管理、菜单管理、日志管理、单位通讯录管理
辅助功能	桌面提醒精灵、用户帮助、用户密码修改等
功能模块	功能组成
公文上报	市、县工作人员可从其 OA 内部导出公文或者直接在线填报公文，发到市级或者级爱卫办
公文下发	爱卫办在内部公文流转过程中，可以直接指定公文分发范围，公文流转结束后，直接根据公文分发范围通过交换系统发到指定市、县爱卫办
公文跟踪	跟踪公文的流转过程，比如某个市级爱卫办有没有收到公文，什么时候收到的，是否已阅等
公文重发	对于因为各种原因没有到达的公文，可以重新发送
短信提醒	公文到达后的短信提醒
通讯录	根据行政区划显示各级爱卫办的通讯录，直接使用此通讯录进行公文发送等
消息平台	可以通过此平台，给指定组用户、单个用户发送站内短信、站内文件，显示该用户的登录状态

三、爱国卫生运动信息管理系统 Flash 功能

（一）Flash 电子地图

按照市、县、镇、村四级导航标准，来制作地级市、市辖区、县级市、县、乡、镇、街道的 Flash 电子地图，能在地图上标注相关基本信息（张戈，2015）。

（二）数据匹配功能

地图的行政区划数据和业务系统的行政区划（市、县、镇、村）要进行对应；便于分析决策，以表格或者其他方式显示各级区域的爱国卫生统计信息；显示预警信息，分红灯、黄灯，并可闪动。

第二节　健康社区数据管理

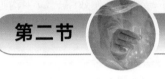

社区是一切复杂的社会关系全部体系之总称，是落实"健康中国"建设的重要抓手和路径。2016 年，《"健康中国 2030"规划纲要》印发并实施，强调"广泛开展健康社区、健康村镇、健康单位、健康家庭等建设，提高社会参与度"，将生活行为方式、生产生活环境以及医疗卫生服务作为重要的影响因素。2017 年，党的十九大作出"实施健康中国战略"的重大决策部署。2018 年，《全国爱卫会印发全国健康城市评价指标体系（2018 版）》印发并实施，凸显"大健康"理念，并提出健康社区覆盖率的指标。在"健康中国"整体战略部署下，纵向健康社区体系如图 4.1 所示。

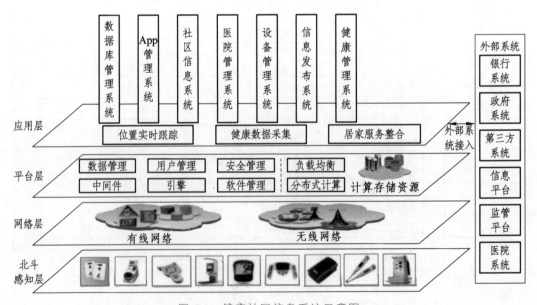

图 4.1　健康社区信息系统示意图

在提高社区环境舒适度、居家生活舒适度、居民健康指数的基础上，降低社区能源消耗、水资源消耗、建筑固有碳排放和交通出行碳排放，从而实现提高社区生活满意度和降低社区整体碳排放的目的，这也是健康社区数据管理的重点。

一、健康社区体系搭建

社区是位于某一特定区域，并拥有相应服务体系的人文与空间的复合单元，其居住人群具有共同利益关系和社会互动性。关于健康社区的搭建体系研究方面，政策相关管理部门制定了相关规范，部分房产开发企业也结合自身实践制定了企业内部相关规范。大多数学者研究认为，构建健康社区评价指标体系可以分为四大体系、十项核心技术、六十个推广技术。

其基本体系可用图 4.2 呈现。

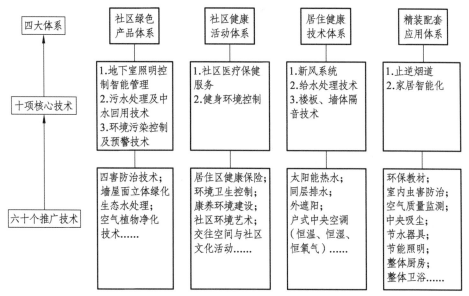

图 4.2　横向健康社区体系示意图

资料来源：笔者根据相关规范结合互联网资料整理。

二、健康社区关键要素与主要节点

在新冠肺炎疫情防控中，习近平总书记强调"社区是疫情联防联控、群防群控的关键防线"。建立健康社区不但是为人们提供亲近自然、休闲运动、疗愈身心的场所，还是有效应对当前及未来健康挑战的重要途径（张曼等，2021）。

（一）健康社区六要素评价体系

2020 年 3 月 21 日，由中国建筑科学研究院有限公司、中国城市科学研究会等单位联合编制的《健康社区评价标准》沿用健康系列标准的"六大健康要素"——空气、水、舒适、健身、人文、服务，并以此作为核心指标。各类指标均包含控制项和评分项，如图 4.3 所示，评分项下设 19 个二级指标。

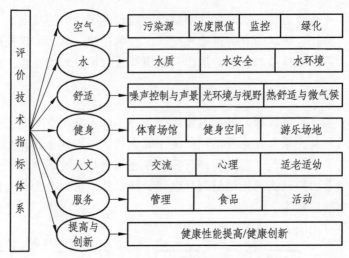

图 4.3　社区六大健康要素指标体系

"空气"主要内容包括：污染源（垃圾收集与转运、餐饮排放控制、控烟等）；浓度限值（室外及公共服务设施室内的 PM2.5、PM10 浓度限值等）；监控（室外大气主要污染物及 AQI 指数监测与公示、公共服务设施内空气质量监测系统与净化系统联动控制）；绿化（通过设置绿化隔离带，提高绿化率、提升乔灌木比例等增强植物的污染物净化与隔离作用）。

"水"主要内容包括：水质（泳池水、直饮水、旱喷泉、饮用水等各类水体总硬度、菌落总数、浊度等参数控制）；水安全（雨水防涝、景观水体人身安全保护、水体自净）；水环境（雨污组织排放及监测、雨水基础设施）。

"舒适"主要内容包括：噪声控制与声景（室内外功能空间噪声级控制、噪声源排放控制、回响控制、声掩蔽技术、声景技术、吸声降噪技术等）；光环境与视野（玻璃光热性能、光污染控制、生理等效照度设计、智能照明系统设计与管理等）；热舒适与微气候（热岛效应控制、景观微气候设计、通风廊道设计、极端天气应急预案等）。

"健身"主要内容包括：体育场馆（不同规模社区大、中、小型体育场馆配比设计）；健身空间与设施（室内外健身空间功能、数量、面积等配比设计）；游乐场地（儿童游乐场地、老年人活动场地、全龄人群活动场地等配比设计）。

"人文"主要内容包括：交流（全龄友好型交流场地设计，人性化公共服务设施，文体、商业及社区综合服务体等）；心理（特色文化设计、人文景观设计、心理空间及相关机构设置）；适老适幼（交通安全提醒设计、连续步行系统设计、标识引导、母婴空间设置、公共卫生间配比、便捷的洗手设施等）。

"服务"主要内容包括：管理（质量与环境管理体系、宠物管理、卫生管理、心理服务、志愿者服务等）；食品（食品供应便捷、食品安全把控、膳食指南服务、酒精限制等）；活动（联谊、文艺表演、亲子活动等筹办，信息公示，健康与应急知识宣传等）。

"提高与创新"对社区设计与管理提出了更高的要求，在技术及产品选用、运营管理方式等方面都可能使社区健康性能得以提高。

（二）健康社区主要节点

1. 空间节点

从健康保障角度来讲，健康社区相较传统社区实现了功能重构、单元重构和设施重构，是社区建设高质量发展的必然趋势。健康社区以人民群众的健康保障为出发点，重新构建社区的规划、建设与运管，采取政策的、环境的、服务的和资源的综合措施，不仅能够提高社区所有个体的生理、心理和社会的全面健康水平，还能够提高相关组织和社区整体的健康水平。表 4.2 列出了健康社区规划与空间组织部分节点。

表 4.2　健康社区规划与空间组织部分节点

项目名称	目的
慢行系统	鼓励人们以步行取代使用机动车
基本服务设施	减少使用私家车到达基础设施的需求
安全环境控制	构建舒适、健康、安全的社区环境
公众参与	咨询周边居民和潜在客户的意见
人均用地指标	减少用地，控制建造成本
合理利用地下空间	鼓励使用公共交通出行，减少对私家车的依赖
场地风环境	降低风对舒适度的影响，提高行人舒适度
公共交通的便捷性	鼓励使用公共交通出行，减少对私家车的依赖
公众活动空间的可达性	为社区人员提供足够的室外活动空间和设施
住宅和商业分离	加强社区安全
包容性社区	在不考虑年龄、灵活度和贫富差距的情况下，确保社区人员都能够使用设施
社区环境特色	丰富住户精神生活，利于住户身心健康
社区文化与交往空间	丰富住户精神生活，利于住户身心健康

2. 设施节点

社区基础设施是构成社区的必备要素，社区内基础设施以及相应配套设备建设的完善性是社区建设的目标和要求，也是衡量社区整体水平的重要标准。同时，尽可能降低基础设施的资源消耗。表 4.3 列出了健康社区规划与设施部分节点。

表 4.3　健康社区规划与设施部分节点标

项目名称	目的
生活垃圾管理	鼓励回收利用废弃物
住宅分户分类计量	对能源的使用进行良好的管理
自行车存放	鼓励使用绿色交通方式出行
电动自行车/汽车充电装置	鼓励使用低碳交通方式出行

续表

项目名称	目的
社区清洁能源交通工具	降低社区内部交通的碳排放
地下停车场自然采光	保证地下停车场良好的采光条件
停车场通风设计	鼓励在停车场使用高效节能的通风设计
公共区域照明控制	降低公共区域和社区基础设施能耗
高效小区集中采暖系统	降低采暖能耗
分项计量	对能源的使用进行良好的管理
场地可再生能源利用	设置场地内可再生能源系统，降低整体碳排放
便捷抄表	尽量减少对住户的干扰
减少夜间光污染	为住户提供夜间舒适的环境
隔离空气污染源	降低住户受临近车库、饮食店、锅炉房和垃圾站等区域空气污染物的影响

三、健康社区设施管理与数据

（一）地下停车场采光和通风

1. 地下停车场采光方式

地下室可采取下列措施改善采光不足的建筑室内和地下空间的天然采光效果：设置导光管、反光板、反光镜、集光装置、棱镜窗、导光光纤等；设置下沉式庭院，或使用窗井、采光天窗实现自然采光。地下室自然采光的有效面积不低于总面积的30%。汽车库内照明亮度应分布均匀，避免眩光，其各房间照度标准应符合表4.4规定。需进行采光计算时，具体方法可参考《建筑采光设计标准》的照度标准值（见表4.4）。

表4.4 改善地下室自然采光的几种方式

房间名称	规定照度作业面	照度标准值/lx		
		低	中	高
停车间	地面	20	25	30
行车道停车位		10	15	20
保修间	地面	30	50	75
管理办公室、值班室	距地 0.75 m	75	100	150
卫生间	地面	10	15	20

2. 地下停车场通风设计（Carparking Ventilation Design）

在地下停车场的设计中，宜考虑将自然通风与机械通风有效地结合起来。为保证地下车库的空气质量，安装 CO 浓度传感器。在人的头部平均高度 1.6 ~ 1.8 m 处安装 CO 浓度传感器，控制器通过 CO 浓度传感器反馈回来的 CO 浓度来控制风机速度。风机采用变频风机。当传感器监测到的室内 CO 浓度超过规定值时，将提高风机转速，使 CO 浓度达到要求的浓度值。表 4.5 给出了部分国家和国际组织对地下停车库中 CO 体积分数和通风量的要求，以供参考。

表 4.5　部分国家与国际组织对地下停车 CO 与通风量要求

名称	时间或位置	CO 体积分数/×10^{-6}	通风量
美国	8 h	9	7.6 L/（m^2·s）
	1 h	35	
国际工作协会（ICBO）	8 h	50	7.6 L/（m^2·s）
	1 h	200	
国际职业安全卫生组织（NIOSH）	8 h	35	
	顶棚	200	
加拿大	8 h	11/301	
	1 h	25/301	
芬兰	8 h/15 min	30/75	2.7 L/（m^2·s）
法国	20 min/顶棚	100/200	160 L/（m^2·s·车）
德国	8 h/15 min	50/300	3.36 L/（m^2·s）

（二）环境照明再生能源利用

再生能源包括太阳能、风能、地热能、生物能等多种清洁能源。项目在技术经济合理的前提下，在场地内合理地设置可再生能源系统。目前比较成熟的技术包括：

（1）太阳热利用，即利用太阳能热水器供应生活热水和采暖等。

（2）利用地源热泵系统进行采暖和空调。

（3）太阳能路灯，或风光互补的路灯。

（4）集中或分散式太阳能发电。

（5）风力发电。

（三）室外照明环境健康

减少夜间光污染（Light Pollution Reduction），采用低照度照明降低建筑和景观小品照明，如一些低照度水平的构筑物、雕塑或者景观区域可设置在步行区。

在社区公共建筑的外区室内照明中，对于具有半透明或透明灯罩的非应急灯，在晚上 11:00 至早晨 5:00 的时段内，宜采取时控、人体感应或程序化的主照明控制面板等方式，降低至少 50%的输入功率（相比日常工作时段）；该时段后的照明可采用手动或人体感应控制，延时控制时间不超过 30 分钟。表 4.6 给出了室外照明功率密度建议值。

表 4.6 室外照明功率密度建议值

照明方式	地点	建议值
照明密度可以互相调整	非覆盖停车场	1.6 W/m²
	停车点及相关道路	
	路面	
	宽度小于 3 m 的人行道	3.3 W/m（长度方向）
	宽度大于 3 m 的人行道	2.2 W/m²
	广场	
	建筑小品区域	
	楼梯、台阶	10.8 W/m²
	建筑出入口	
	一般出入口	98 W/m（门宽度）
	其他门	66 W/m（门宽度）
	遮棚	
	遮棚	13.5 W/m²
	室外零售场所	5.4 W/m²
	开放空间（包括移动的零售点）	
	沿街布置的移动零售点	66 W/m（长度方向）
照明密度不可以互相调整	建筑立面	2.2 W/m² 或 16.4 W/m（长度方向）
	门岗	13.5 W/m² 未覆盖区域
	消防、急救等其他紧急车辆的停靠处	5.4 W/m² 未覆盖区域

（四）隔离空气污染源（Pollution Prevention）

根据环境影响评价报告中的建议，对场地内部的污染源采取隔离措施。对社区内的饮食店，需要安装油烟净化设施，使得油烟排放浓度满足《饮食业油烟排放标准（试行）》（GB18483—2001）的规定。对小型饮食店，油烟最高允许排放浓度为 2.0 mg/m³。地下停车场废气通过消防排烟风机排至排烟竖井，由地面排风口排至室外大气，排风口宜设置在绿地中间，高度不低于 2.5 m，与住宅楼保持 10 m 以上距离，并以建筑小品等形式加以美化，确保项目建成后地下停车场排放的大气污染物对环境敏感目标没有影响。

住宅室内环境是影响人们居家生活舒适与否的直接因素。社区居住空间的舒适度是以人的尺度和心理接受的感觉为基准的。要保证人们在室内居住的舒适度，需要强调室内环境与功能的有效升级，如在住宅和公共空间的设计中充分利用自然采光和自然通风，保证室内光照和空气流通；采用绿色材料、蓄能调湿材料，不断改善和调节室内的温度和湿度，提高舒适度等，在实现社区室内的功能增量的同时，保证人们的身体健康。表4.7列出了此部分条款的分项及其分数，共包括17个评分点，其中6个为强制项（第4.1~4.6条），11个为可选项（第4.7~4.17条）。

表4.7 居住品质与舒适部分的分项指标

项目名称	目的
良好的自然采光	提供良好的自然采光条件
声环境	确保良好的工作和生活条件
环保装修	减少挥发性有机化合物和其他污染物对住户健康的影响
充足的日照	提供良好的自然采光条件
自然通风	确保室内能实现良好的自然通风
良好的视野	适当调整视线焦点，减少视线干扰
单元公共空间	提供舒适的生活居住环境
套内功能空间设置与布局	为住户设计舒适的室内环境
室内温湿度监控	保证良好的人工环境和室内舒适度
室内新风系统	提供充足的新风，保证良好的室内空气品质
室内空气净化和异味防控	降低室内异味，保证住户良好的室内环境
室内安全保障	避免燃气泄漏等安全隐患，保证住户的居住安全
电源分支回路与插座	为住户提供充分的、便捷的用电设施
同层排水	减少检修时的邻里干扰，减少楼板厚度，增强空间适应性
地板采暖	提高室内舒适度
蓄能调湿材料	保证良好的室内舒适度，改善室内空气品质
生活水质控制	为住户提供便利的、高品质的饮水水

卧室、起居室、书房、厨房设置外窗，房间的采光系数不低于现行国家标准《建筑采光设计标准》（GB/T 50033—2013）的规定。

起居室、卧室窗地面积比不小于1/7；设计采光性能最佳的建筑朝向，发挥天井、庭院、中庭的采光作用，使天然光线能照亮人员经常停留的室内空间；利用自然采光时应避免产生眩光，应采取合理的遮光措施，且设置遮阳措施时应满足日照和采光标准的要求；在必要的时候对项目进行采光系数模拟分析室内环境质量。采光系数标准值如表4.8所示。

表4.8 居住建筑的采光系数标准值

采光等级	房间名称	侧面采光	
		采光系数最低值 C_{min}（%）	室内天然光临界照度（lx）
IV	起居室（厅）卧室、书房	1	50
V	卫生间、过厅、楼梯间、餐厅	0.5	25

（五）声环境（Acoustic Environment）

场地声环境设计应符合现行国家标准《声环境质量标准》（GB 3096—2008）的要求，对场地周边的噪声现状进行检测，并对项目实施后的环境噪声进行预测。

合理选用建筑围护结构构件，采取有效的隔声、减噪措施，住宅室内声环境应符合《绿色建筑评价标准》（2014 版）中的要求。临街住户的夜间噪声水平必须符合现行国家标准，并采用道路声屏障、低噪声路面、绿化降噪、限制重载车通行等隔离和降噪措施，减少环境噪声干扰。宜按照动静分区原则进行建筑的平面布置和空间划分：避免将水泵房等噪声源设于住宅的正下方；产生噪声的洗手间等辅助用房宜集中布置，上下层对齐等。

当受条件限制时，产生较大噪声的设备机房、管井等噪声源空间与有安静要求的空间相邻时，宜采取下列有效的隔声减振措施：噪声源空间的门不直接开向有安静要求的使用空间；噪声源空间与有安静要求的空间之间的墙面及顶棚做吸声处理，门窗应选用隔声门窗，地面做隔声处理；噪声源空间的墙面及顶棚做隔声构造处理；设备间等采取减振措施。

有特殊音质要求的房间在进行声环境设计时，应优先采用优化空间体形，合理布置声反射板、吸音材料等；安静要求较高的房间内设置吊顶时，应将隔墙砌至梁、板底面，采用轻质隔墙时，其隔声性能应符合有关隔声标准的规定。综合控制机电系统和设备的运行噪声，如选用低噪声设备，在系统、设备、管道（风道）和机房采用安装衬垫等有效的减振、减噪、消声措施。

（六）环保装修材料

环保装修（Eco Decoration）选用环保建材。建筑材料中甲醛、苯、氨、氡等有害物质限量应符合现行国家标准《室内装饰装修材料　人造板及其制品中甲醛释放限量》（GB 18580—2017）、《室内装饰装修材料混凝土外加剂释放氨的限量》（GB 18588—2001）、《建筑材料放射性核素限量》（GB 6566—2010）和《民用建筑工程室内环境污染控制规范》（GB 50325—2010）2013 版的要求。室内的涂料和油漆类装饰装修材料中有害物质含量符合现行国家标准《民用建筑工程室内环境污染控制规范》（GB 50325—2010）2013 版的要求。入住前，应请具有检测资质的单位对室内游离甲醛、苯、氨、氡和 TVOC 等空气污染物浓度进行测量，符合要求后方能入住。

（七）充足的日照（Enough Day Lighting）

住宅日照标准应满足现行国家标准《城市居住区规划设计标准》（GB 50180—2018）中对日照的要求，并使用日照软件模拟进行日照分析。在进行建筑布局时，注意楼的朝向、楼间距和相对位置，通过计算调整，使得居住空间能获得充足的日照时间。其标准指标如表 4.9 所示。

表 4.9　住宅建筑日照标准

建筑气候区划	I 、II 、III 、IV气候区		IV气候区		V 、VI气候区
	大城市	中小城市	大城市	中小城市	
日照标准日	大寒日				冬至日
日照时数/h	≥2	≥3			≥1
有效日照时间带/h	8～16				9～15
计算起点	底层窗台面				

注：① 建筑气候区划应符合《城市居住区规划设计规范》（GB 50180—93）附录 A 第 A.0.1 条的规定。
　　② 底层窗台面是指距室地坪 0.9 m 高的外墙位置。

（八）自然通风（Natural Ventilation）

住宅能否获取足够的自然通风与通风开口面积大小密切相关。在设计过程中，根据项目所在地区所属气候分区，住宅房间的通风开口面积和地板面积之比应满足标准要求。自然通风的效果还与通风开口之间的相对位置相关。在设计中还应考虑通风开口的位置。建筑的一般房间宜迎向夏季主导风向，设置进风窗迎向主导风向、排风窗背向主导风向。由一套住房共同组成穿堂通风时，卧室、起居室应为进风房间，厨房、卫生间应为排风房间。在必要的时候，可进行室内自然通风 CFD 模拟分析，预测室内自然通风气流组织情况（见图 4.4）。

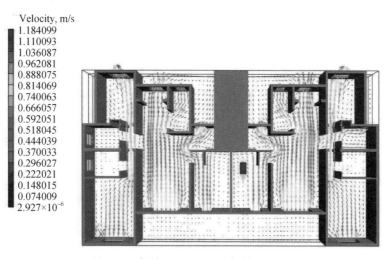

图 4.4　自然通风 CFD 分析结果示例

（九）良好的视野（Good Field of Vision）

城市建筑间的距离一般较小，应避免前后左右使用空间之间的视线干扰，两幢住宅楼居住空间之间的水平视线距离不小于 18 m。一般功能房间的窗户应具有良好视野，并避免来自其他住户的视线干扰。可适当加大具有良好景观视野朝向的开窗面积。

（十）其 他

（1）单元公共空间（Unit Public Space）。

在单元公共空间设计过程中，根据项目具体情况选择上述要求中的至少 5 条，使得单元功能空间面积配置合理，形状合理。套内功能空间设置与布局（Unit Layout）在套内户型设计过程中，根据项目具体情况选择上述要求中的至少 5 条，使得套内基本空间齐备，且功能空间面积配置合理，形状合理，满足本条标准的要求。

（2）室内温湿度监控（Indoor Temperature and Humidity Monitoring）。

在居室的一般功能房间设置室内空气温度/湿度自动监测装置，检测探头宜安装在人员高度的 1.5～1.8 m 处。装置可采取壁挂固定式或移动式。若采用固定式的监测装置，应做好弱电线路的预留。根据项目所在区域的气候状况，为住户提供具有湿度控制功能的产品。

（3）室内新风系统（Indoor Fresh Air System）。

住宅建筑的一般功能房间户内新风量应达到每人每小时 40 立方米，厨房和卫生间全面通风换气次数不应小于 3 次/h。住宅新风系统（见图 4.5）包括单向流住宅新风系统和双向流住宅新风系统。新风单向流系统的工作原理是主机运行将室内污浊空气通过管道排到烟道竖井或室外，室内会形成负压，新鲜空气会通过窗式进风器或者墙式进风口进到室内，并形成有效的气流组织路径供人们呼吸，达到空气置换的目的。新风双向流系统是在单向流的基础上，增加有组织的新风送风装置，形成一种双向流通的新风换气系统。当为住户配置新风换气机时，宜选择带有热回收功能的产品。

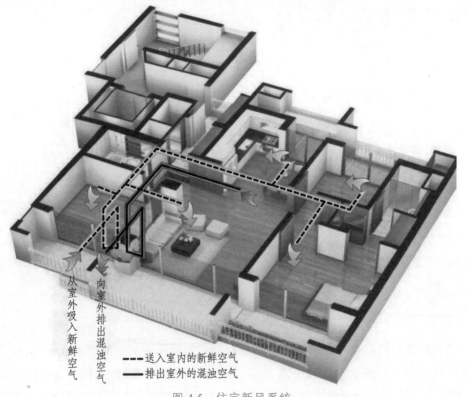

从室外吸入新鲜空气　向室外排出混浊空气

- - - 送入室内的新鲜空气
—— 排出室外的混浊空气

图 4.5　住宅新风系统

住宅建筑的一般功能房间，应设置能实时监控室内二氧化碳、VOC浓度的探测器和显示装置。检测探头应安装在人员高度的1.5～1.8 m处。监测装置可采取壁挂固定式或移动式。若采用固定式的监测装置，应做好弱电线路的预留。在室内二氧化碳浓度超过800ppm/h应进行实时报警，提醒住户及时开启换气装置或开窗通风，以保证室内卫生、健康的基本要求。

（4）室内空气净化和异味防控（Indoor Air Purification and Peculiar Smell Control）。

空气净化设备是指室内独立或结合通风、空调末端设备安装的具有除尘、杀菌、吸附有害物质等功能的空气净化装置，是用来净化室内空气的小型家电产品。常用的空气净化技术有：低温非对称等离子体空气净化技术、吸附技术、负离子技术、负氧离子技术、分子络合技术、光触媒技术、TiO_2技术、HEPA高效过滤技术、静电集尘技术、活性氧技术等。材料技术一般有光触媒、活性炭、合成纤维、HEAP高效材料、负离子发生器等。

在室外气象条件不宜直接自然通风的情况下（如大风扬沙天气），应采用空气净化设备进行室内空气品质的提高。为住户配置符合要求的止逆烟道和防臭地漏，防止单元间的异味和窜味。

（5）生活水质控制（Potable Water Quality Control）。

饮用水净化系统的设备、管材及配件必须无毒、无味、耐腐蚀、易清洁，且应设置排气阀和放空管。饮用水净化的深度净化处理宜采用膜处理技术（包括微滤、超滤、纳滤和反渗透），具体膜处理方式应根据处理后的水质标准和原水水质进行选择，并需根据不同的膜处理技术选用相应配套的预处理、后处理和膜的清洗设施。生活用水软化系统一般用于去除水中的钙镁离子等碱性物质，减低水中的硬度。软化水可以减轻或避免管道及涉水设备的结垢和堵塞，可以避免洗涤衣物泛黄、结硬，对皮肤、头发有很好的保护作用。一般用于洗涤用水，不能生饮。

（6）建筑节能与低碳（Building Energy Efficiency and Low Carbon）。

社区建筑节能减排是构建健康住宅的重要方面。但长久以来，建筑耗能一直居高不下，其在社会总能耗中所占的比例也始终处于很高的水平，有专家预计到2020年，建筑能耗将达到全社会总能耗的40%，与之相对应CO_2排放将达到环境无法承受的程度。这无疑给建筑产业带来巨大的压力。因此，在社区建筑中走节能低碳之路，对缓解建筑行业压力、实现建筑的节能减排意义重大。在新建社区建筑的规划、设计、建造中进行新技术、新材料、新能源的运用，并在建筑外观、朝向和遮阳等方面采用被动式设计等措施，可以有效地降低建筑能耗，并达到在现代社区建设中推广使用可再生能源与保护环境的目的。表4.10列出了建筑节能与低碳部分条款的分项及其分数，共包括16个评分点，其中5个为强制项（5.1条～5.5条），11个为可选项（5.6条～5.16条）。

表 4.10　建筑节能与低碳部分的分项指标

项目名称	目　　的
围护结构性能	减少通过围护结构的热损失
基础制冷剂管理	通过严格的管理以及自动检测泄漏系统的应用，减少制冷剂对臭氧层的破坏
分室温控	提高用能效率
节能空调	选用高效能的暖通空调系统，减少空调的能源消耗
节能减排	降低能源消耗，减少碳排放，减缓全球变暖的趋势
建筑物的朝向	合理利用气候资源，降低能源需求
建筑外遮阳	减少建筑物太阳得热，降低能源需求
建筑外饰面	选用高反射率的建筑外饰面，减少建筑物得热，降低空调负荷，节能源
良好的围护结构	提高围护结构气密性，降低围护结构空气渗透，减少采暖和空调能耗
高效节能空调	减少空调系统的能源消耗
高效采暖热源	减少用能设备和系统的能源消耗
热回收装置	减少采暖空调系统（设备）的能源消耗
高效能照明	鼓励使用高效能节能灯具，降低照明能耗
节能电梯	减少电梯的能源消耗
可再生能源利用	有效减少不可再生能源和污染性能源的使用
节能减排综合效果	减少碳排放，减缓全球变暖的趋势

 第三节　　　　环境信息管理系统

环境信息管理系统（EMIS）是以地理空间数据库为基础，在计算机软硬件的支持下，对空间相关数据进行采集、管理、操作、分析、模拟和显示，并采用地理模型分析方法，适时提供多种空间和动态的地理信息，为环境问题研究和环境决策服务而建立起来的计算机技术系统（见图 4.6）。

EMIS 以现代数据库技术为核心，将环境信息存储在电子计算机中，在计算机软、硬件支持下，实现对环境信息的输入、输出、修改、删除、传输、检索和计算等各种数据库技术的基本操作，并结合统计数学、优化管理分析、制图输出、预测评价模型、规划决策模型等应用软件，构成一个复杂而有序的、具有完整功能的技术工程系统。它既是各种环境信息的数据库，又是环境管理政策和策略的实验室（周成义等，2010）。

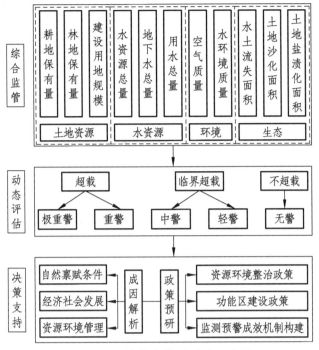

图 4.6 环境信息管理系统示意图

一、环境信息管理系统基本功能

环境信息管理系统（EMIS）是基于计算机技术、网络互联技术、现代通信技术和各种软件技术，集各种理论和方法于一体，提供信息服务的人机系统（黄梅，2011）。

（一）数据采集、检验与编辑

（1）采集、管理、分析和输出多种地理空间信息（刘艳林等，2007）。数据输入是把现有资料按照统一的参考坐标系统、统一的编码、统一的标准和结构组织转换为计算机可处理的形式（马克等，2010）。

（2）数据的检验和编辑。保证环境信息系统数据库中的数据在内容与空间上的完整性（即所谓的无缝数据库）数据值逻辑一致、无错等（聂艳，2005）。

（二）数据操作

数据格式化、转换、概化（数据格式化、转换、概化通常称为数据操作）。

（三）数据的存储与组织

栅格模型、矢量模型或栅格/矢量混合模型是常用的空间数据组织方法（刘爽，2007）。属性数据的组织方式有层次结构、网络结构与关系数据库管理系统（郭俊凯，2007）。

（四）其　他

（1）查询、统计和空间分析（见图 4.7）。

空间规划成果审查过程，空间规划成果审查与管理应用，空间总体规划、详细规划以及专项规划成果质检、规划成果辅助审查和规划成果管理功能，对审查各阶段的规划编制成果进行管理和利用。

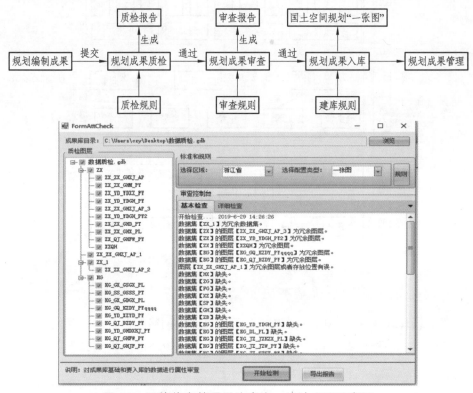

图 4.7　环境信息管理系统查询、统计界面示意图

（2）可视化（尤其是地图输出功能，见图 4.8）。

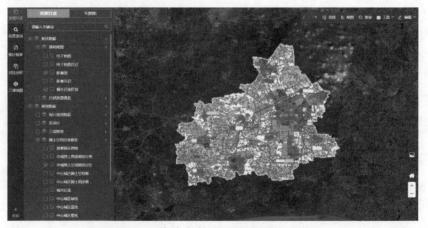

图 4.8　环境信息管理系统可视化示意图

二、环境管理信息系统基本结构

环境信息管理系统（EMIS）基本结构包括环境信息系统数据库、环境信息系统应用、环境模拟系统、环境信息系统平台。

系统中的关键技术是数据仓库、数据挖掘、联机分析和数据可视化技术（胡雄伟等，2013年）、决策支持系统。

1. 数据仓库（Data Warehouse）

数据仓库是一个面向主题的、集成的、不可更新的、随时间不断变化的数据集合，它用于支持企业或组织的决策分析处理。（胡燕，2005）。数据仓库的实施：主要包括四个步骤，即数据获取、数据集成、数据分析和数据解释（胡波，2016）。

2. 数据挖掘

数据挖掘技术是一种决策支持过程，主要基于人工智能、机器学习、统计学等技术，高度自动化地分析企业原有的数据，作出归纳性的推理联想，寻找数据间的某种内在联系（李秋丹，2004），从中发掘出对信息预测和决策行为起作用的潜在信息，支持辅助决策。

3. 数据获取与传输技术

有线通信技术、二维条码、无线通信技术（红外线技术、蓝牙技术、GSM 技术、GPRS 无线接入技术、5G 技术、Wi-Fi 技术等）（王怀林，2012）、遥感技术。

4. 决策支持系统（decision support system，DSS）

决策支持系统是辅助决策者通过数据、模型和知识，以人机交互方式进行半结构化或非结构化决策的计算机应用系统（冯仁德，2010）。

三、政府环境管理系统

政府环境管理系统实现目标基本信息管理，具体包括污染物预测排与实际排放量、"三废"排放分布、污染物累积负荷等；实现图文互查，支持动态地图与建设项目基础数据对比分析，地图动态范围选取，实现分析、汇总、专题图表生成功能。

知识库（Knowledge Base）是知识工程中结构化、易操作、易利用、全面有组织的知识集群（梁子豪，2008），是针对某一领域问题求解的需要，采用某种知经过提炼以及加工（陈誉，2007），形成便于管理使用、互相联系的知识片集合，被存储在计算机中完全支持数据库、高于数据库、有层次、模块化的特性。

人工智能（Artificial Intelligence，AI）是研究、开发用于模拟、延伸和扩展人的智能的理论、方法、技术及应用系统的一门新的技术科学（田崇峰，2010）。它企图了解智能的实质，并生产出一种新的能以人类智能相似的方式做出反应的智能机器，该领域的研究包括机器人、语言识别、图像识别、自然语言处理和专家系统等（张丽芳，2014）。

专家系统是一个智能计算机程序系统，具有大量的专门知识与经验。它应用人工智能技术和计算机技术，根据某领域一个或多个专家提供的知识和经验，进行推理和判断，模拟人类专家的决策过程，以便解决那些需要人类专家处理的复杂问题（刘洪，2014）。

以海洋环境监测与评价信息系统为例，该系统以海洋一张图为基础，整合海洋环境监测多源图文视频等数据，进行标准化处理，结合标准、模型、方法，进行深度挖掘分析，动态生成各种专题地图、统计图表、评价报告等成果物，可视化、多维度为政府管理决策、行业健康发展、惠民信息服务提供及时有效的支持和展现。

四、企业环境管理信息系统

企业环境管理信息系统（功能模块）包括：企业综合情况、企业原材料管理、污染物排放量、生产工艺操作条件、工艺条件改进、培训管理、清洁生产知识库体系、产品质量与性能、污染物治理设施、数据库管理、系统维护。

2021年6月，某经济技术开发区智慧环境综合管理系统上线运营，这是西南地区首个工业园区企业智慧环境综合管理系统。通过前期整理统计，该系统建立起"产排污企业数据库"，集中收录经开区内排污企业各项污染因子、治理设备等环保信息。同时，企业地址、排污许可证、环保负责人联系方式等信息也一并录入数据库，建立了完整的企业"画像"，最终形成一张全经开区企业排污感知网（见图4.9）。同时，建立"智慧环境综合管理系统"最核心的指挥中心，监测化学需氧量（COD）、氨氮（NH3-N）、悬浮物（SS）、pH值、溶解性总固体（TDS）等因子的实时参数，一旦某个数据出现超标，系统立即就会发出预警，指挥中心即可迅速响应采取措施。某经济技术开发区企业产污数据如图4.9所示。

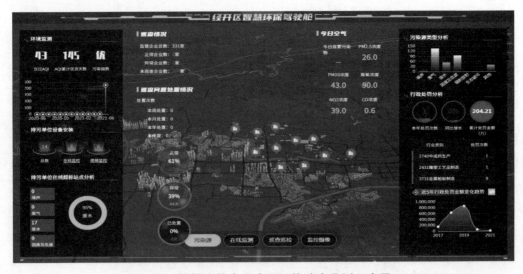

图4.9　某经济技术开发区环境动态监测示意图

第四节　食品药品安全信息管理系统

一、食品药品安全信息管理系统基本功能

（一）食品药品安全信息管理系统操作用户

食品药品监督管理统计信息系统中，根据角色的不同，操作用户分为数据填报员、数据统计员、数据负责人。

1. 数据填报员

数据填报员是各行政事业单位、经营生产企业中主要负责统计报表制度数据填报人员。

2. 数据统计员

数据统计员是在数据填报权限的基础上，增加了查看行政区域内下级机构上报情况、审核数据、查询与分析等功能权限的各级食品药品监管局统计工作人员。

3. 数据负责人

数据负责人是在数据统计员对行政区域内数据审核、汇总完毕后，进行行政审批及报送上级单位的各级食品药品监管局主管统计工作的领导。

（二）食品药品安全信息管理系统操作流程

登录国家食品药品监督管理局政府网站，进入"统计信息系统"，打开"食品药品监督管理统计信息系统"登录页面。

以 JD 县食品药品监管局填表人为例，用其身份进入系统，在登录页面输入国家局统计办统一下发的用户名密码，如图 4.10 所示。

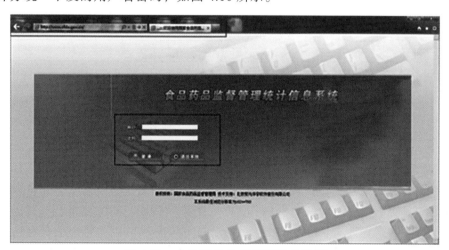

图 4.10　食品药品监督管理登录界面

2. 数据填报

成功登录后，在左侧"功能菜单"下的"报表处理"分组中找到需要填写的报表任务，选择即可进入填报界面，报表任务指的是同一报表期相同上报时间的报表集合。在此年报中，以药基表翌年 3 月 20 日前上报的报表任务为例，介绍填报操作，如图4.11 所示。

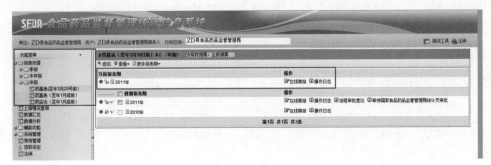

图 4.11　数据填报进入界面

选择要填写的报表期，单击图 4.11 中的"2011 年"即可进入数据填报界面（见图4.12），切换界面底部的页签，便可在报表任务中进行录入了。

填报单位：ZD县食品药品监督管理局
组织机构代码：718349244
2011年

表一

指标名称	计量单位	代码	本年末实有				本年新增
			合计	使用0~5年	使用6~10年	使用10年以上	
甲	乙	丙	1	2	3	4	5
实有固定资产	万元	1	3,825.66	—	—	—	156.33
其中：计算机价值	万元	2	2,340.00	—	—	—	7.20
计算机实有量	台	3	9	—	—	—	9
其中：执法装备价值	万元	4	430.25	—	—	—	0.00
执法装备实有量							
其中：执法专用车辆	辆	5	11	8	3	0	0
药品快速检测车	辆	6	0	0	0	0	0
照相机	台	7	21	11	5	5	0
摄像机	台	8	13	6	5	2	0
暗访微型摄像机	台	9	7	1	2	4	0
录音笔	支	10	26	11	6	9	0

表二

图 4.12　数据填报界面

如果数据已录入完成并上报成功，回到报表户列表页面就会看到"等待×××统计员审批"的状态。

3. 数据审核

数据统计员可以对行政区域内的单位单户查看并审核，也可以批量审核。

单户审核时，点击待审核的机构"名称"或者"数据"，选择要审核单位的填表人进入报表界面，在界面上选择"审核"→"审核全部报表"，对当前报表任务中所填报数据进行审核，如果数据通过了审核，可以进行审批并提交给负责人，如图 4.13 所示。

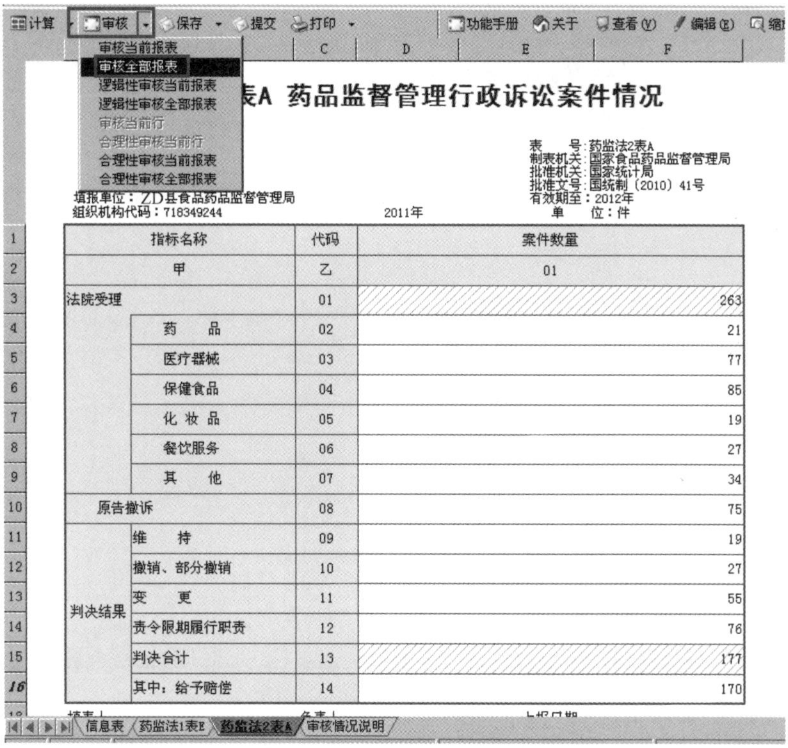

图 4.13　数据审核界面

　　单击工具栏上的"审批"按钮，弹出对话框，勾选"通过审批"，并可以填写相应的审批建议，也可以不写。选中"通过审批"并填写审批建议后，点击窗口中的"确定"按钮，会弹出提示窗口，点击"确定"，如需修改点击"取消"。

　　完成审核后，返回到填报单位的界面，就会看到"等待×××食品药品监督管理局负责人审批"的状态。

　　如果数据没有通过审批，则不勾选"通过审批"，并填写审批建议以便填表人修改，此时系统会提示"您选择未通过审批将退回填报人，请确认是否继续？"，点击"确定"，数据则会被退回给相应单位的填表人，相应单位填表人登录后在操作栏中看到"数据没有通过×××审批"的提示，点击"机构名称"进入填报界面修改数据后再次上报，直至所有审核审批通过。

　　在数据统计员管理下级数据时，原则上无论是审核还是审批，都需要逐户去审查数据，但一户一户操作有时候可能比较耗费时间，工作量较大，所以对于数据比较规范，可以进行有规则批量管理的情况，系统也提供了批量审核审批功能。数据统计员登录系统后，选择任务和报表期进入填报单位列表的界面，点击工具栏上的"审核"按钮进行批量审核，点击后，会弹出"批量审核"的选择框，如图 4.14 所示。点击"下一步"，继续选择需审核的报表名单和审核公式，如图 4.15 所示。

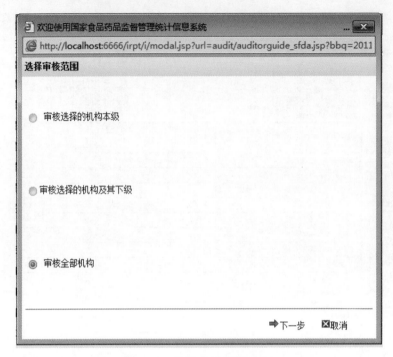

图 4.14　批量审核审批范围

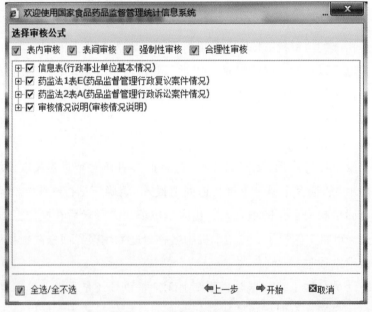

图 4.15　批量审核审批公式

　　点击"开始"，最终审核结果会在选择框中显示，如图 4.16 所示。点击"确定"，可以查看未通过审核的单位列表，也可以点击导出"审核结果"查看详细的审核信息，点击"关闭"则关闭此页面。至此，数据的批量审核完成。当确认数据都已经审核完成，或者想把已审核完成的数据提交给负责人，则点击图 4.17 所示的"提交"按钮。

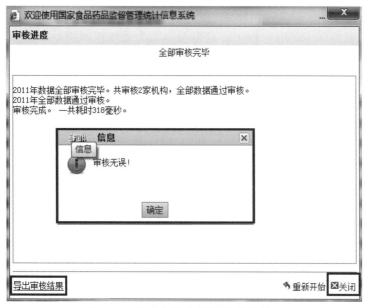

图 4.16 批量审核审批最终审核结果

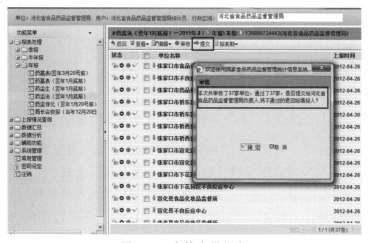

图 4.17 审核审批提交

4. 数据上报情况查询

数据统计员使用左侧导航栏中的"上报情况查询"功能，查看辖区内不同期别的上报情况。在查询页面中选择要查询的机构、任务和报表期，点击"查询"按钮，即可查看相应报表任务的上报情况，机构前面有"＋"，可以逐级展开，看到各级单位数据上报情况。

5. 数据汇总

数据统计员也可以使用左侧导航栏中的"数据汇总"功能，查看辖区内不同期别汇总表的汇总数据。若需要查看汇总数据，则可以在"数据汇总"分组中选择相应的查询条件来计算汇总数。

点击"批量导出"后，弹出图 4.18 所示的选择框。选择需要导出的报表期，将需要导出的单位名称加入到右边框中，点击上下箭头还可以调整导出单位的顺序。最终确认后，单击界面最上方蓝色的"下一步"按钮，选择要导出的格式，一般导出为 Excel 格式的，单击出现界面的"开始"，系统就会提示导出完成，然后点击"下载"，选择要保存的路径即可完成批量导出。

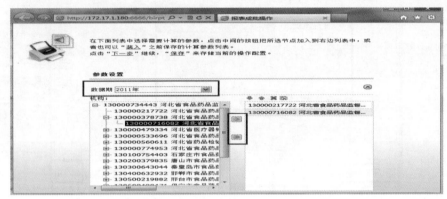

图 4.18　数据批量导出

6. 数据行政审批及报送上级单位

数据统计员完成数据审核审批后，将数据报送至数据负责人，经审核无误后，由数据负责人将数据报送至上级单位。除审批外，数据负责人能执行的操作与数据统计员相同，其具体操作参见数据审核、数据上报情况查询、数据汇总部分介绍。

二、食品药品安全信息管理系统数据分析功能

数据分析提供的是一种灵活、自由组合式的查询，如果需要查看辖区内的相关指标数据，数据统计员可以使用左侧导航栏中"数据分析"功能（见图 5.19），找到相应的业务分组以及分组下的报表，单击报表表号，可以看到报表所包含的指标及分组，将指标拖拽到右侧区域，即可产生一个分析表，报表表样还可以进一步调整。

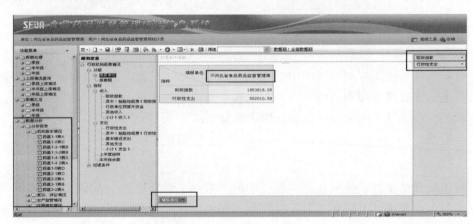

图 4.19　数据分析功能

三、公共卫生管理信息系统基本功能

遵循国家基本公共服务管理相关规范，逐步实现基层公共卫生服务均等化管理，通过建立全面、专业的公共卫生管理信息化系统，提高人民群众公共卫生获得感。基本功能包括：六级联网广域模式，实现从上至下涵盖部委、省、市、区（县）、乡镇、村的全网络覆盖；被动转主动工作模式，智能提醒医生公共卫生相关的日常工作；建立居民健康档案，快捷登录（二代身份证验证登录功能）、信息录入全面准确；实现健康管理广覆盖，模块功能包含手机短信通知、疫苗接种、随访追踪、慢病管控、健康干预、健康促进；健康管理交互性好，实现健康档案网站查阅功能、健康计划管理功能。

四、公共卫生管理信息系统具体功能

卫生信息系统的主要功能包括健康档案管理、慢性疾病管理、妇幼保健、儿童保健管理、社区服务管理、免疫预防管理、统计查询（孙波璇等，2007）、65 岁以上老人健康管理、重性精神病管理、传染病管理、健康教育管理、卫生监督协管、家庭病床管理、社区诊断统计分析管理、社区康复管理、双向转诊管理等常规公共卫生服务，也包括突发公共卫生事件应急处理、精神病管理、眼病管理、牙病管理、寄生虫病管理、地方病管理等多个子系统。

【思考题】

1. 食品药品安全信息管理系统具体包括哪些基本模块？
2. 谈谈爱国卫生运动信息管理系统、健康社区数据管理、环境管理信息系统的主要功能和作用。
3. 简述健康社区数据管理六大要素。

第五章

大数据与健康生活

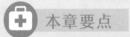 本章要点

1. **掌握：** 健康体适能数据管理。
2. **熟悉：** 健康体适能管理系统。
3. **了解：** 体医融合健康大数据管理。
4. **思政目标：** 解读《中国家庭健康大数据报告（2018）》，了解中国家庭健康现状，从家庭健康掌门人、健康守门人、在线就医等方面深入了解我国家庭健康状况。

 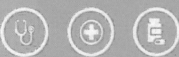

【导读】

"人民健康社区"项目正式启动

近日，"人民网-人民健康"正式发起"人民健康社区"项目。健康中国行动推进委员会办公室副主任、国家卫健委规划信息司司长毛群安，国家卫健委医政医管局监管专员焦雅辉，人民网党委书记、董事长、总裁叶蓁蓁，北京大学第一医院院长刘新民，北京中医药大学东直门医院党委书记叶永安等嘉宾出席了启动仪式。

"人民健康社区"项目将依托人民日报社旗下人民好医生客户端、人民优选平台，为社群成员提供健康促进服务、健康生活服务，深入加强家庭健康教育服务，提升群众健康素养。首期将于全国50多个城市开展线下活动并建立地缘性社区用户群，定期输出多维度健康科普知识，组织人民优选产品推荐、人民好医生义诊、健康主题系列推选等形式多样的线上线下活动，号召民众积极参与，成为健康守护人，在"共建共享"中实现全民健康。

（资料来源：人民网，2020-09-01。）

第一节　健康体适能数据管理

一、健康体适能

体适能（Physical Fitness）是指人体具备充沛的精力从事日常工作或学习而不感到疲惫，同时有余力享受康乐休闲活动的乐趣，能够适应突发状况的能力。它包含两方面：一是身体面对生活、适应环境、应对突发状况的综合能力；二是能够很好从事体力性活动并精神饱满的能力。根据体适能与健康的关系，它通常分为健康体适能（Health-related Physical Fitness）和技能体适能（Skill-related Physical Fitness）。健康体适能是与健康密切相关的体适能，即心血管、肺和肌肉发挥最理想效率的能力，包括身体成分（体重控制）、肌肉力量和肌肉耐力（肌肉体适能）、有氧耐力（心肺适能）、柔韧性（柔韧素质）、灵活性和平衡性。技能体适能，又称竞技体适能，是与运动能力有关的体适能，包括灵敏、平衡、速度、协调、爆发力和反应等，这些要素是从事各种运动的基础。

健康体适能可视为身体适应生活、运动与环境的综合能力，一般认为体适能较好的人在日常生活工作或学习中，从事体力性活动或运动时有较好的活力和适应能力。在测量上，体适能分为体重控制、肌肉适能、心肺适能、柔韧素质、神经肌肉控制能力几个方面。

（一）身体成分

身体成分指人体内各种组成成分的百分比，常用各种物质的组成和比例表示，如身体质量指数、体脂率等。循证医学证据表明良好的体重控制对预防糖尿病、高血压等慢性疾病有着重要的意义。

（二）肌肉适能

肌肉适能分为肌肉力量和肌肉耐力，其中肌肉力量也称肌力，是运动表现和健康的重要组成部分，被定义为一块或一个肌肉群可以产生对抗外部阻力的能力，而肌肉耐力是肌肉持续收缩的能力，是机体正常工作的基础。

（三）心肺适能

心肺适能又称有氧耐力，指一个人持续身体活动的能力。它被认为是健康体适能中最重要的要素，反映由心脏、血液、血管和肺组成的血液运输系统向肌肉运送氧气、能量物质同时维持机体从事体力活动的能力。

（四）柔韧素质

柔韧素质指在无疼痛的情况下，关节所能活动的最大范围，通常由骨关节结构和肌肉、韧带以及关节囊的长度和伸展性等因素决定，它对保持运动能力、防止运动损伤有重要意义。

（五）灵活性和平衡性

灵活性和平衡性是机体为适应各种活动不断变化姿势保持身体平衡的能力，被定义为快速移动身体和改变方向并在运动过程中维持姿势稳定的能力，对老年人正常行走活动、免除和减少跌倒风险等十分重要。

二、健康体适能数据管理

健康体适能数据管理指对客户的健康体适能进行系统分析以满足客户的需求，主要包括确定客户的生活方式和运动需求、当前和过去的损伤与运动限制、个人训练经验以及目前的健身水平和各种健身或竞技项目的运动技能等数据。如果没有这些数据来提供基础值和跟踪评估，体适能训练师或体能教练就无法设计并执行个性化的训练计划，而只能采用面向大众的笼统训练方案。

有效的健康体适能数据管理主要是测试与评估所采集的体适能数据，客观地提供关于客户生理和功能状态的优势与劣势的相关信息，帮助运动专家为客户提供最有效和最适宜的训练方案。该步骤所包括的内容远不止简单地收集数据这一点。收集恰当的数据，正确地进行分析，以简洁、准确的方式将分析结果展示出来，以上这些对健康体适能数据管理都是非常重要的。

因此，健康体适能数据管理应该做好数据标准管理、元数据管理和数据质量管理三方面的工作。简单来说，数据标准管理分健康体适能指标体系和健身数据标准化，即构建适应不同年龄人群的健康体适能指标体系和常模参照标准。元数据管理主要指健康体适能测试的效度、信度和可行性。效度指所测试的指标能反映出希望了解的能力，如力量测试应该测量客户生成力的能力，而耐力测试应该测试重复发力做功的能力。信度指测量应该具有可重复性，当不同的测试人员进行测试时，要保证测试人员彼此之间测试的一致性，要采用完全相同的测试标准。可行性指专业人员在有限的条件下可以考虑更为实用的替代方法。尽管许多测试在临床或实验室条件下具有较高的信效度，但是有些测试在实际工作中并不可行。经费、时间、场地、测试人员的水平等因素都决定着一项测试的实用性。数据质量管理包括数据统计和数据跟踪两方面。数据采集只代表数据管理过程完成了一半。测试一旦完成，应该尽快进行统计分析与讨论，有效评价所采集的数据与分析，并进一步利用数据中得出的结论来指导运动处方。此外，长期跟踪记录运动能力可以为体适能专家及客户提供非常有价值的反馈，它可以证明客户在朝着他们的预期目标改变着，或者为改进运动方案来实现既定目标提供有效的证据。

第二节 健康体适能管理系统

一、健康体适能管理系统概述

健康体适能管理系统（Health-related Physical Fitness Management System，HEMS），是以经典健康体适能模型为基础，对受试者综合身体状况（身体成分、肌肉适能、心肺适能、柔韧素质及灵活平衡素质等方面）进行完整测评与分析，并给出健康管理目标，提供科学、安全、有效和个性化的运动处方的软件系统。

在发达国家的健康服务网站上基本上都有简易锻炼指导的测试服务管理，也有部分通过软件系统管理，但因国外计算机编程费用昂贵，健康体适能管理的计算机化成本较高。某健康体适能管理产品示例如图 5.1 所示。

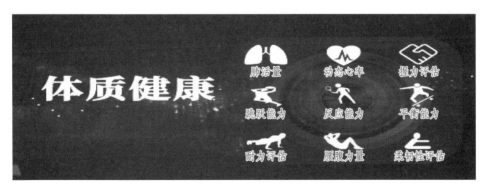

图 5.1 某健康体适能管理产品示意图

国内从事健康体适能专业指导的各类主体有私人教练、健身俱乐部、国家各级体育管理部门等。基于我国人口众多、专业人员不足的事实，健康体适能管理的数字化、信息化较欧美发达国家明显滞后。而欧美国家的产品在我国的应用存在两方面的不足：一是软件的定价太高，语言为英语，不利于在中国的应用和广泛推广；二是软件采用的标准数据库均是针对欧美国家人群研发所制，对亚洲人群适应性较差。因此，针对我国人群研发适应的健康体适能管理系统将在全民健身科学指导、慢性疾病的防治和康复等方面发挥较大的作用。

二、健康体适能管理系统的基本组成

（一）会员管理

建立会员个人档案，记录个人基本信息，方便进行会员管理和查询。

（1）会员注册登记：建立会员档案，记录个人基本信息，通过点击"增加""删除""修改""保存"按钮来完成会员信息的管理。

（2）会员信息查询：通过确定的查询条件，查询相应的会员信息。

（二）报告管理

对会员的健康体适能测试报告和运动处方报告进行综合管理，可根据具体的需要，调用和打印不同项目的评定报告和运动处方报告。打印会员的测试报告，既可根据单项测试打印，也可根据多项测试综合打印。报告分黑白打印和彩色套打，可调整打印边距，方便使用。

（三）数据中心

对会员测试结果进行查询、数据分析、数据上传网站等，便于对会员信息进行统计分析以及会员方便、及时了解个人信息。

（1）数据查询：通过确定的查询条件，查询相应的测试结果。

（2）个人数据分析：查看受试者的单项数据分析、全面检测分析和历史数据分析。

（3）数据综合统计：对于所有的测试数据进行综合统计。

（4）数据上传：会员测试数据上传相关网站，便于会员及时了解个人信息。

（四）系统管理

实现系统参数设置、操作权限设置、数据备份等功能。

（1）参数设置：对默认输入法和默认打印机等基本参数进行设置。

（2）操作员管理：对操作员的级别和工作权限进行限定。

（3）数据管理：进行数据备份和恢复等基本功能。

（4）系统活动状态：查看操作员在系统的活动状态。

（五）健康体适能参数管理

获取肌肉力量、有氧耐力、柔韧性、灵活性和平衡性以及身体成分等相关测试指标数据，进行评价和指导。

（1）会员查找：根据会员编号和姓名查找会员。

（2）数据采集：采集健康体适能测试设备上的测试数据。

（3）测评指导：对当前测试数据或历史数据（变化趋势）进行分析、评价和指导。

三、健康体适能管理系统的信息采集

（一）体适能测试项目选择标准

在为健康体适能测试选择测试项目时，应该重点关注测试项目的信度、效度和可行性。包括：① 开发的测试准则要求在信度和效度方面，能够满足可接受的科学标准；② 开发的测试须在普通的临床环境、社区和家庭环境中均易于管理。

更具体地，可以依据以下清单中罗列的标准为健康体适能管理系统的信息采集选定合适的测试项目，测试项目应具备如下特征：

（1）涵盖主要健康体适能要素的各个方面（即与功能性活动能力相关的主要生理学参数）。

（2）具备可接受的信度（≥ 0.80）。

（3）具备可接受的效度，有文献证据证明至少支持如下两项：内容、效标和结构（判别）效度。关于可接受的效标效度，测试项目与标准方法之间的相互关系至少应为0.70，最好是高于0.80。关于结构（判别）效度，相关的组间差异应明显高于0.01。关于内容（逻辑）效度，应通过文献综述和评审专家的主观判断确立反映身体活动能力的年龄变化特征。

（4）能够发现由训练或者运动带来的身体变化。

（5）能够连续地对多种功能能力的表现进行评估，从体质低下到近乎虚弱再到健壮均能评估。评估目标是避免出现天花板效应和地板效应，所有参与者或者至少多数参与者都应该能够得到一个分数。

（6）易于管理和记分。

（7）对设备和空间的要求非常低，所以既可以在特有的临床和社区环境中进行管理，又可以在家居环境中进行管理。

（8）对于大部分人群来讲，即使没有医师同意，也可以安全进行。能够被社会所接受，对测试人群有意义且具有感召力。

（9）能够合理快速地管理。个体测试时间不超过40分钟，小组（最多24人）完成测试的时间应不超过90分钟，由6~7名经过培训的志愿助手参与。

（二）健康体适能常见的测试项目

1. 肌肉适能

肌肉适能的测试方法有两种：一种为肌力测试，主要测定肌肉一次用力收缩所能产生的最大力量，以测定肌肉最大力量为主；另一种为肌肉耐力测试，主要测定肌肉在一定的负荷下，能够重复收缩的次数，或能够持续的时间，以测定肌肉的力量耐力为主。

通常测定肌肉力量有三类方法：一是用专业的力量测试设备，如等动（等速、等张、等长）测力设备；二是普通的力量测试设备，如测握力的握力仪、测背肌力的背力仪等；三是克服自身重力的测试方法，如徒手俯卧撑、跪卧撑、30秒坐站测试、30秒手臂弯举测试等。

2. 有氧耐力

有氧耐力的测试方法包括极限和次极限运动测试，主要是采用运动负荷试验的方法，观察完成定量负荷所需要的时间、负荷后心肺功能的反应，或观察固定时间内，能完成的运动负荷量的大小。

常见的测试有跑台测试、功率自行车测试和场地测试，分为心肺运动实验（Cardiopulmonary Exercise Testing，CPX）、12 分钟往返跑、6 分钟步行测试、哈佛台阶试验、学校的 1000 m 跑（男）和 800 m 跑（女）等。

3. 柔韧性

柔韧性，一般采用关节活动度来衡定，用各种仪器对关节活动范围进行测量，但是用一些简单易行的方法对这一素质进行测定和评价，如坐位体前屈等，仍有重要实用价值。

常见的方法有坐位体前屈、椅式坐位体前屈测试、背抓测试等。针对不同的关节，也有许多不同的测量方法。

4. 灵活性和平衡性

灵活性和平衡性测试包括活动度检测、姿势（静止）稳定测试、伸展测试、姿势（运动）稳定测试、动态（运动）稳定测试等，常见的方法有 3D 生物力学分析、ROM 和肌肉长度测量、平衡失误积分系统（BESS）、星状伸展平衡测试（SEBT）和改良 BASS 测试等。

尽管有些人可能认为灵活性和平衡性代表两个截然不同的身体特征，应该单独评估，但是在健康体适能中经常将其视为一个复合指标，其原因在于它们必须通力合作，才能够成功完成很多日常活动，如在老年人体适能测试中，采用 8 英尺（约 2.4 米）起立行走测试来评估灵活性和动态平衡性。

5. 身体成分

身体成分测定的手段较为丰富，有水下称重法、皮褶厚度测量法以及生物电阻抗法等。

随着科技的发展，目前经常采用的是生物电阻抗法，可较精确地计算出人体的成分比例。市面上现有很多体脂秤操作简单，受测者只需赤脚站在仪器上面，仪器就会自动测量出多项指标，如体脂百分数、体重等，可满足日常健康管理使用。

根据上述阐述，表 5.1 提供了一个老年人体适能测试的案例，以供参考。

表 5.1　老年人体适能测试示例

序号	测试项目	说明
1	30 秒坐站测试	下肢力量
2	30 秒手臂弯举测试	上肢力量
3	6 分钟步行测试	有氧耐力
4	2 分钟踏步测试	有氧耐力备选测试
5	椅式坐位体前屈测试	下肢柔韧性
6	背抓测试	上肢（肩关节）柔韧性
7	8 英尺（约 2.4 米）起立行走测试	灵活性和动态平衡性
8	身高和体重	身体成分

四、健康体适能管理系统的信息管理与应用

（一）健康体适能信息管理

健康体适能信息管理可粗略地理解为"三部曲"：数据准备（Data Preparation）、数据挖掘（Data Mining）、结果的解释评估（Interpretation and Evaluation）。

1. 建立会员档案

建立会员档案相当于"三部曲"中的数据准备。数据档案如何建立，对数据挖掘、数据分析以及数据的应用具有重要意义。健康体适能的数据档案应围绕不同人群确定不同的测试项目，从身体成分、心肺适能、肌肉适能、柔韧素质、灵活性和平衡性等多方面对人体的健康体适能进行全面测量，并建立相应的数据档案。

2. 健康体适能评估

健康体适能评估相当于"三部曲"中的数据挖掘。数据挖掘的基本任务包括分类与预测、数据总结、聚类分析、异常和趋势发现等，对数据的应用具有重要意义。健康体适能数据挖掘应根据构建的健康体适能人群评价标准全面评估受试者的健康体适能水平，包括体适能等级评定、纵向变化分析、横向比较分析等，为制定科学、安全、有效和个性化的健康管理方案提供依据。

3. 健康管理方案

健康管理方案相当于"三部曲"中的解释评估。健康体适能数据的解释评估的结果是提供一份科学、有效、安全和个性化的健康管理方案，具体指根据数据挖掘的分析结果，即根据性别、年龄、体适能水平等，给出个性化的涵盖运动方式、运动强度、运动时间、运动频率、总量与进程等要素的运动处方报告。

（二）健康体适能管理系统的应用

健康体适能管理系统可以应用于全国健康管理机构，为医疗健康（体检）机构和健身场所等搭建规范的健康体适能测评及运动处方管理平台应用系统提供服务，推动健康管理医学服务与非医学服务行业的优势互补共赢的结合，促进健康管理机构内涵建设和健康服务产业的健康、可持续发展。某健康体适能管理产品应用场景介绍如图5.2 所示。

1. 科学研究领域

健康体适能的信息为各体育院校运动医学专业、运动保健专业、康复专业、营养学专业、心理学专业等学科提供了丰富的数据，有助于相关领域进行科学研究。

2. 政府决策支持

健康体适能的信息是针对改善人们生活品质、提升人们健康水平的数据信息。通过对健康体适能信息的统计和分析，能清楚地知道某个地区、某个人群的健康水平状况，为政府掌握当地人们身体状况提供数据支持，为政府决策提供数据支持。

3. 服务业领域

如今社会上的健身机构、美容机构、健康管理中心、体检中心等服务机构都在为老百姓提供多种多样的健康服务，健康体适能管理系统能为服务机构提供新的服务产品，使这些机构能为老百姓提供科学、专业、个性化的运动处方和锻炼指导，既满足了老百姓的要求，也为服务机构带来了利润增长点。

4. 制造业领域

人体功效学是近年来的一个新兴学科，从以人为本的角度出发对仪器设备（汽车的坐椅、工具等）和生活用品（沙发、床垫、鞋子等）进行新的造型设计和尺寸设计，将高科技含量注入制造业。而健康体适能的数据信息可以为人体功效学提供基础数据，供研究者参考使用。

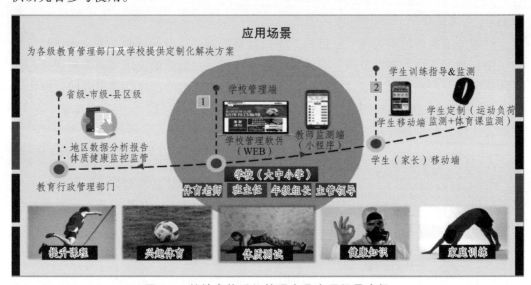

图 5.2　某健康体适能管理产品应用场景介绍

第三节　体医融合健康大数据管理

实施"健康中国"战略行动，体医融合是未来发展的新领域。目前我国的体医融合已探索出以医院为平台的医院健康指导中心模式、以健身场所为平台的体育俱乐部健康指导模式、以社区为平台的健康监测中心模式和以体医融合健康产业为平台的产学研合作模式四种运行模式。但总体来说，我国体医融合尚处于起步阶段，"体医融合健康大数据管理"将成为体医深度融合发展的重点。

一、我国体医融合的发展历程

我国有关锻炼与医学的讨论可以追溯到祖国医学的"治未病"思想。最早在《黄帝内经》中便蕴含运动防治疾病的思想，其中导引术对防治疾病、锻炼身体、延年益寿有很大的积极作用，开创了"体医融合"的先河。

2012年，我国引入美国运动医学学会"运动是良医（Exercise is Medicine，EIM）"的理念，提出体医融合的概念，开启体医融合研究的新纪元。2016年，中共中央、国务院印发《"健康中国2030"规划纲要》，正式提出"加强体医融合和非医疗健康干预""推动形成体医结合的疾病管理与健康服务模式"，"健康中国"上升为国家战略，体医融合成为研究热点，成果数量呈井喷式增长，表现为体育与医疗在"理念、技术、业务、产业"四个方面不断走向融合的动态发展过程。

在体医不断走向融合的动态发展过程中，我国已探索出四种具有代表性的运行模式：

第一种是以医院为平台的医院健康指导中心模式。医院通过开设运动处方门诊，开展慢病运动治疗、健康管理等业务。其典型代表有体育医院（如国家体育总局运动医学研究所体育医院、黑龙江体育医院等）、综合医院慢病康复中心（如中日友好医院呼吸中心、阜外医院心脏康复中心等）。运动处方门诊在科室人员设置上基本涵盖了临床医生和运动康复师，兼有临床医学和体育学教育背景。

第二种是以健身场所为平台的体育俱乐部健康指导模式。该模式主要是体育俱乐部通过与政府、医院等合作促使体医融合实施落地。目前该模式在我国主要体现在体育俱乐部与政府的合作方面，如苏州的"阳光健身卡"，参加职工医疗保险的参保人员往年账户结余金额超过3000元的，按规定可根据自愿原则，向市社会保险基金管理中心提出申请，可将一定额度的民保个人账户金额划转入"阳光健身卡"健身专用账户，用于在全民健身活动中心指定的场馆内使用。但在国外，体育俱乐部指导模式更多体现在体育俱乐部与医院的合作方面。如英国的运动转介计划，医院或卫生专业人员将患者或客户通过运动转介计划介绍给符合资质的体育俱乐部或运动专业人士，体育俱乐部根据卫生专业人士提供的医疗资料，制订慢性病运动治疗方案和运动处方等。

第三种是以社区为平台的健康监测中心模式。该模式通过体质健康监测中心、体检中心在对社区居民进行健康体检和体质监测的基础上由体育专家和医生共同开具运动处方，指导居民进行科学的健身锻炼。其典型代表有上海徐家汇康健社区、温州国民体质监测中心等。

第四种是以体医融合健康产业为平台的产学研合作模式。该模式联合政府部门、学术科研机构、医疗健康管理机构、智能科技公司等资源，打造体医融合中心和健康管理服务平台，真正实现体医融合，催生健康服务新产业、新业态、新模式。

二、体医融合健康管理模式与展望

体医融合是关于健康理念和健康服务模式革新的融合，它包括体育健身理念和医疗健康理念的融合、体质健康测试和临床健康体检的融合、运动干预手段和医疗治疗技术的融合、体育产业和医疗产业的融合等。

（一）创新体制机制，构建"体医融合"健康服务模式

体医融合涉及"体""医"观念理念的融合，政策资源的融合，服务模式的融合，是一个系统工程，需要有一个清晰的顶层设计，国家层面建议做出制度安排，包括体育、卫生健康和其他相关部门联合制定政策，并设立专门部门负责"体医融合"健康服务工作的方案制定、工作协调、相关政策法规和保障机制的制定等。

同时，围绕"体医融合"工作的重点、难点、焦点确定目标，精准发力，探索建立有效的"体医融合"管理体制、运行机制、激励机制、监管和评价体系。最后，及时分析存在的问题，总结各地方的成功经验，宣传推广成熟的做法，以点带面形成体育与医疗齐抓共管、相互依存、共同保障人民健康的新局面。譬如，2021 年厦门市体育局、市卫健委联合下发了《厦门市"体医融合示范社区"试点建设实施指南》，为各区实施"体医融合示范社区"建设提供了参考依据，促进"体医融合"向全市各区延伸。该指南规划：2021 年到 2022 年，全市 6 个行政区分别至少建立 1 至 2 个社区试点组成"体医融合示范社区"站点初级网络；2023 年到 2025 年全市各区一半以上社区卫生服务中心开展"体医融合"服务；2026 年到 2030 年全市所有社区卫生所服务中心完成 "体医融合"站点建立。其示范模式如图 5.3 所示。

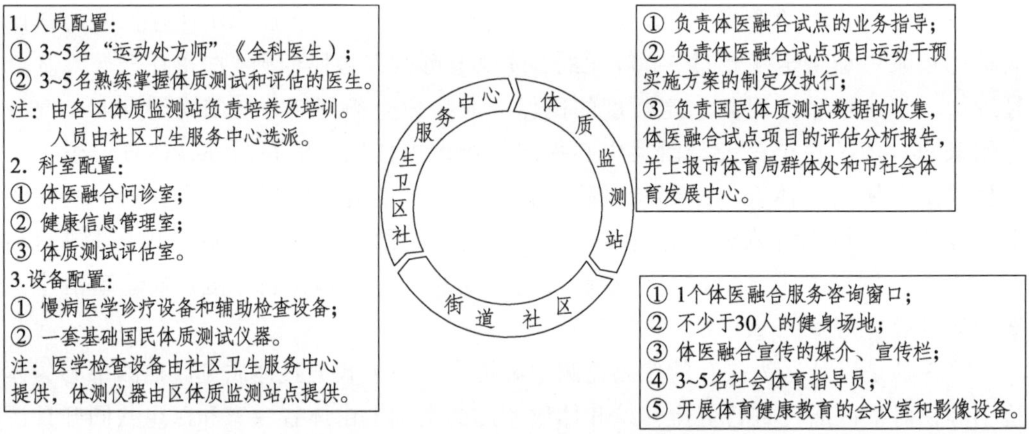

图 5.3　厦门市体医融合示范模式示意图

（二）体医融合健康管理展望

1. 搭建体医融合健康服务大数据平台

体医融合健康服务大数据平台的建设是落实"体医融合"的抓手和落脚点。推动移动互联网、云计算、大数据、物联网等现代信息技术手段与慢性病防控相结合，建设不同人群个性化健康需求和慢性病单病种干预的运动处方库，将被服务对象的基本信息、健康检查、体质测试、健康状态监测和评估、干预指导、方案实施、诊疗安排、费用支付等数据，纳入国民慢性病防治大数据平台，为推动全民健身与全民健康深度融合提供有效、精准服务。

同时，以人工智能为基本理论，设计开发智能化运动处方和手机 App，为运动处方执行者提供实时数据对照，让他们即时了解运动周期内身体健康指标的动态变化和运动干预效果。

2. 夯实"体医融合"专门人才培养体系

优化体医融合专门人才培养模式是体医深度融合发展的关键。目前，我国现行体医融合人才培养模式主要以在职培训为主，存在专门人才缺失严重、认证体系有待完善和人才培养模式单一等现实困境，应该着重加强顶层设计，夯实体医融合人才培养体系，精心布局优化体医融合人才培养课程体系，强化引导完善体医融合舆论宣传体系，标准引领健全体医融合职业标准等优化路径，以期实现体医融合专门人才队伍的科学化和可持续化发展。体医融合系统如图 5.4 所示。

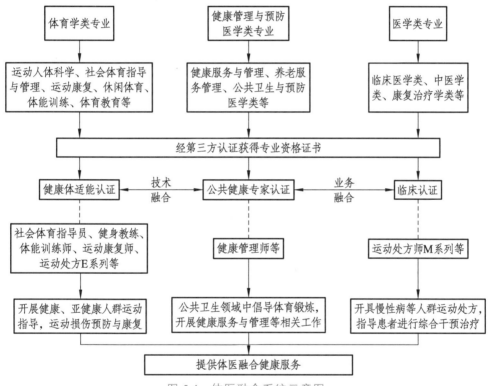

图 5.4　体医融合系统示意图

【思考题】

1. 健康体适能管理系统包括哪些模块和功能？
2. 体医融合健康大数据管理有哪些常见模式？
3. 谈谈你对中国家庭健康掌门人、健康守门人现状的了解。

第六章

大数据与健康保障

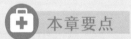 本章要点

1. **掌握：**大数据背景下的医药供应链运营模式。

2. **熟悉：**药品供应保障综合管理信息系统、智慧家庭健管信息系统基本模块。

3. **了解：**国家基本药品目录制度与省级药品招投标平台运营模式。

4. **思政目标：**解读"健康中国"战略以及《"健康中国 2030"规划纲要》，了解其中发展与完善全民基本医疗保险制度的重要内容；了解医保制度减轻患者的医疗费用负担，降低患病给家庭带来的经济风险，体现社会主义保障制度的优越性。

  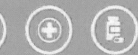

【导读】

大数据在医保管理中怎么用？医保专家谈尝试与思考

医保经办机构在具体的经办管理过程中，如何提升医保基金的使用效率？大数据将成为重要帮手。2017年6月23日，在《中国医疗保险》杂志社举办的第七期"青年药政论坛"上，北京市医疗保险事务管理中心主任杜鑫介绍了在医保管理工作中对大数据运用的尝试和思考。

现在医保大数据的实际情况是，虽然数据量大，内容丰富，但由于医保制度割裂，在很多地区分属不同部门管理，区域分割，各种数据分散在近2 000个系统中，加之信息标准、硬件技术、网络技术和开发商割据等带来的技术阻断，所以医保虽有数据，但能否被充分运用还有待完善。大数据时代背景下，医保管理迎来的挑战是能否以我们海量的数据为依托，以信息化为抓手，以大数据为手段，对积累起来的数据进行挖掘。如何去挖掘？如何去使用？这是对医保经办机构能力的考验。

（资料来源：健康界，2017-06-28。）

我国卫生总费用和人均卫生费用迅速增长，卫生总费用从2004年的7 590.29亿元到2014年的35 312.40亿元，10年内增长近4倍，但与发达国家相比仍较低。老龄化日趋严重和亚健康问题突显，健康医疗服务供不应求的矛盾加剧。截至2014年底，我国60周岁以上人口达到2.12亿人，占全国总人口的15.5%，亚健康人群占比已超过70%[①]。中国健康管理协会副秘书长、中华预防医学会健康风险评估与控制专业委员会副主任委员李明认为，职场健康管理是一个涉及多方面问题的庞大系统。其中包括大数据在内等信息技术的应用，为职场健康管理提供了非常好的发展契机。"要把职场健康的数据管理制度化、常态化，通过数据应用与保险、医疗服务、社区管理的结合，为广大职工提供优质服务与保障。"由此可见大数据与健康保障的紧密联系。

第一节 药品供应保障综合管理信息系统

医疗产业供应链及物流企业是数据驱动的供应链，信息逐步代替库存，需要以数据为核心。在医疗行业的供应链管理中，大数据技术在市场分析、物流配送、信息传递等方面有着很大的指导意义。是数据驱动的供应链，信息逐步代替库存，需要数据为核心。在医疗行业的供应链管理中，大数据技术在市场分析、物流配送、信息传递等方面有着重要的指导意义。

文斯（Evens）提出，供应链管理是通过前馈的信息流和反馈的物料流及信息流，将供应商、制造商、分销商、零售商，直到最终用户连成一个整体的管理模式。2008

---

① 数据来源：中国信息化百人会发布的《智慧医疗与大数据2015年度报告》。

年，麦肯锡公司的 Gartner 认为，建立资源共享的大数据平台对供应链管理中增加信息流动的速率和自由程度是开展大数据挖掘的基础。

2013 年庞亚苏提出，大型核心企业与其上下游企业进行无缝对接，借助大数据这个电子平台，向其上下游企业提供全面的供应链电子服务面对顾客的多元化需求和易变的市场环境，企业将供应链的上下游及各参与方有效连接起来，帮助企业提高产销周转率、减少库存成本、减轻财务费用及管理负担。

一、大数据背景下医药供应链

（一）大数据对医药供应链的影响

自大数据的概念提出至今，大数据已不是一个新鲜的事物，简单来讲大数据有四个特点，可归纳为 4 个 "V"：Volume（数据体量大）、Variety（数据类型繁多）、Velocity（处理速度快）、Value（价值密度低）。大数据在医药行业的应用有着巨大的潜力。供应链作为企业的核心网链，将彻底变革企业市场边界、业务组合、商业模式和运作模式等。大数据会对医药供应链一般在以下方面有着重要影响。

1. 需求预测

需求预测是整个供应链的源头，是整个市场需求波动的晴雨表，销售预测的灵敏与否直接关系到库存策略，生产安排以及对终端客户的订单交付率，产品的缺货和脱销将给企业带来巨大损失。企业需要通过有效的定性和定量的预测分析手段和模型并结合历史需求数据和安全库存水平综合指定精确的需求预测计划。在医药行业中，在应用 SAS 分析平台进行精准预测后，可以及时收集何时售出、分析销售量等一系列信息，由此对医药研发、医药物流和库存进行科学化的改进，降低管理的成本，提高决策科学化。

2. 协同效率

建立良好的供应商关系，实现双方信息的交互。良好的供应商关系是消灭供应商与制造商间不信任成本的关键。2019 年国家药品监督管理局发布《国家药品监督管理局关于加快推进药品智慧监管的行动计划》，提出了药品监管云建设等 14 项具体任务，探索运用信息化手段提升监管效能。

3. 供应链计划

制定与物料、订单同步的生产计划与排程，有效的供应链计划系统集成企业所有的计划和决策业务，包括需求预测、库存计划、资源配置、设备管理、渠道优化、生产作业计划、物料需求与采购计划等。譬如：英国的医药行业，供应链价值转型和优化，从整合商业计划开始，到供应链控制塔，供应链细分环节，服务链的价值定位，以及打造循环经济下的可持续的供应链。其中数字化通过软件系统、可视化、物联网、大数据及信息网络对供应链的基本要素及全流程网络化带来根本性的改善。

4. 库存优化

成熟的补货和库存协调机制消除过量的库存，降低库存持有成本。医药物流区域一体化取得进展，省域内异地设仓，多仓联动能力提升；全国性医药物流网络搭建逐步完善，基层终端医药配送覆盖面不断扩大。

5. 物流效率

建立高效的运输与配送中心管理，通过大数据分析合理的运输管理、道路运力资源管理，构建全业务流程的可视化、合理的配送中心间的货物调拨以及正确选择和管理外包承运商和自有车队，提高企业对业务风险的管控力，改善企业运作和客户服务品质。

（二）医药企业物流网络

目前国外医药商业企业物流领域具备的优势是成熟的网络配套系统、高效的医药配送系统、完善的客户服务以及较低的物流成本。他们的电子商务平台已基本实现物流、商流的信息一体化，平台对药品流通的每个环节实行实时动态监控，保证系统运行准确无误。

在我国，信息技术在医药供应链中的应用尚处于初级阶段，大多医药物流企业并没有运用物流信息系统，信息无法共享，远没有达到物流运作所要求的信息化水平。尽管许多药品制造商、分销商、零售商、医院药房等都配备了电子计算机，但由于相互之间大多没有形成电子数据交换，所以发挥的作用极为有限。而我国大部分医药生产企业虽然都有独立的物流仓储部门，负责药品的储存和运输工作，同时还有运输队伍，但由于物流配送的专业化程度低，药品流通速度慢、效率低。企业示例如图 6.1 所示。

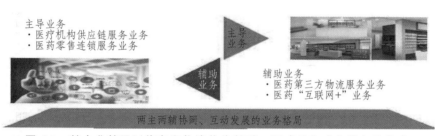

图 6.1 某企业基于以信息和物流作为基础，形成的集成化供应链模式

二、大数据背景下医药供应链设计

供应链的战略设计基于两个角度：需求驱动和库存驱动。良好的供应链设计是对两者的平衡，在供应链末端的需求驱动和前端的规模化库存寻找某一缓存地带，以达到既能满足个性化的需求又能够降低供应链管理成本的目的。

纯粹的推式供应链战略或拉式供应链战略是很少见的。现行的绝大多数医药供应链是偏向于推式供应链的，这是由医药产品的特殊性决定的，因为大多数药品属于功能性产品，相对于采用快速响应的供应链而言，采用高效的供应链更为合适一些。

在大数据背景下，随着个性化医疗的到来，药品的"私人定制"特点越来越显著。在医药供应链方面提出下文的两方面的改进：第一，医药供应链将从过多依赖"推式"供应链模式向依赖"拉式"供应链模式转变，虽然依旧采用推拉结合的供应链模式，但重点更多会放在患者的需求预测；第二，医药的推拉式供应链战略的推拉结合点将由制药企业转向医院。

供应链计划（SCP）由三部分组成。

（一）需求预测

需求预测包括收集历史数据、分析历史数据、计算预测值、处理预测结果与修正。

（二）库存计划

库存计划包括建立库存策略、客户服务目标、库存流转、安全库存水平、计算基于时间周期的库存目标。

（三）补库计划

补库计划按照净需求量补货、基于公平共享的方式部署可获得库存、预定订单。

三、医药供应链优化库存和物流

（一）医药供应链对解决优化库存和物流具有重大作用

在大数据的背景下，可以从以下三个方面来着手。

1. 精简物流环节

利用大数据分析技术重新选择供应链成员。在流通环节采用第三方物流策略，选择物流公司时的考虑一般在以下方面：一是物流能力，包括物流公司的配送网络覆盖面和配送速度；二是配送的专业化。出于药品的特殊性，不同的药品对储存环境要求较高，这就要求物流公司师傅拒赔配送特殊药品的能力和配送环境。通过大数据技术，建立物流配送分析模型，评估现行的物流体系，选择适合自己公司的配送体系。

2. 提高预测精度

供应链企业可以根据多维度信息来进行分析预测。上游和下游实施信息共享，上游应力图获得下游运动过程的需求信息。

3. 采用联合库存策略

联合库存管理（Jointly Managed Inventory，JMI）是上游企业和下游企业权力责任平衡和风险共担的库存管理模式。它把供应链系统管理集成为上游和下游链两个协调管理中心，从而部分消除了由供应链环节之间的不确定性和需求信息扭曲现象导致的供应链的库存波动。企业示例如图 6.2 所示。

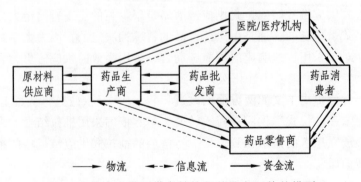

图 6.2 某企业基于供应链协同的业务延伸的模型

（二）大量自动产生动态数据采集和分析基础之上的大数据分析模型

大数据的分析模型是建立在对大量自动产生动态数据采集和分析基础之上的，采用联合库存策略，需要实施资源的联合调配。公司总部设立一个总库作为产品和原材料储备中心，并按照地理位置在全国范围内分片设立地区中心仓库，其库存全部为总库库存，由总部商务部统一调配。

总库和分库建立基于大数据分析技术的标准的托付订单处理模式，首先总库和分库一起确定供应商的订单业务处理过程中所需的信息和库存控制参数，然后建立一种订单处理的标准模式，把订货、交货和票据处理各个业务功能交给总部处理。其次，建立全面覆盖的网络，使分销商能够定期跟踪和查询到计算机的库存状态，从而快速地响应市场的需求变化，对企业的生产（供应）状态做出相应的调整。

建立一种能够使总库和分销商的库存信息系统透明连接、可以实现查询目的的方法。为实现与供应商的联合库存，总部提供 ID 代码、条形码、条形码应用标识符、EDI（电子数据交换）或 Internet 等支持技术。

四、大数据对医药信息改进

供应链应用大数据分析技术和云计算来全面调控物流和信息流，及时应对市场的变化，这必须要供应链各个节点企业加强合作、建立共享机制，尤其是信息的及时共享对优化联合库存管理是不可或缺的环节。

（一）医药大数据信息的获取

医药大数据信息来源众多，一般从以下几个方面获取。

1. 医院医疗大数据

通常所说的医疗大数据指的就是医院医疗大数据，这是最一般的医疗健康大数据，产生于医院常规临床诊治、科研和管理过程，包括各种门诊/急诊记录、住院记录、影像记录、实验室记录、用药记录、手术记录、随访记录和医保数据等。

2. 区域卫生服务平台大数据

一方面，区域协同通过医疗成人健康服务平台汇集整合了区域内很多家医院和相关医疗机构的医疗健康数据，致使数据量大幅度增加。另一方面，由于平台数据收集事先都经过充分的科学论证和规划，所以会比单独医院数据更为规范。

3. 自我量化大数据

基于移动物联网的个人身体体征和活动的自我量化数据是一种新型的医疗健康大数据。自我量化数据所包含的血压、心率、血糖、呼吸、睡眠、体育锻炼等信息。

4. 医药研究和监测大数据

这些研究或监测都是经过仔细的专业设计，数据内容较多，质量也较高，能够产生较为理想的研究结果。这些基于专项抽样或疾病监测的大数据，为官方传统的流感监测系统的补充。

（二）医药大数据信息的共享

医药大数据信息分析需要各个节点企业之间信息的分享，以共建信息共享机制，除了医院大数据应用于对患者的病例分析和个性化医疗，以完成对医药需求的预测外，医药供应链环节的其他信息也应该得到充分的利用。以医药流通环节为例，供应链中的共享信息要引导快速、高效、精确的物流，则应当包括：原材料需求信息（含原材料品种、数量、供货周期要求等）、药品需求信息（含品种、数量、效期、供货周期要求等）、付款能力信息、供货能力信息、供货周期信息、配送能力信息、效期控制信息、药品验证信息、药品使用信息及药品疗效信息等。

针对供应商、生产商、分销商、零售商（医院、药店等）、终端客户（患者）等不同的物流节点，应当共享的信息也有所不同（具体见图 6.1）。

（三）医药大数据信息的整合

实现医药大数据信息整合要达到以下目标：

（1）实现药品从原材料采购、生产、仓储、配送到最后消费的全过程的信息监控，确保药品安全。

（2）使信息流与物流有效结合，使整个供应链的效能发挥最大。

（3）通过供应链将药品检验、使用信息等加以整合指导消费者用药安全，同时通过终端的信息反馈使制药企业了解产品效能及需求信息。

（四）建立供应链战略合作关系

在大数据背景下，市场信息的搜集需要供应链成员之间的共同配合，才能对市场情况形成更为立体化的认知。需要成员之间建立更为紧密的战略联盟关系，提高市场反应速度。这对于降低供应链总成本、降低供应链上的库存水平、增强信息共享水平、改善相互之间的交流、保持战略伙伴相互之间操作的一贯性、提升企业的核心竞争力、产生更大的竞争优势，以实现供应链节点企业的财务状况、质量、产量、交货、用户满意度及业绩的改善和提高有很重要的作用。

在大数据背景下，医药供应链的问题应该从三方面着手：① 应用大数据信息的采集和分析提高市场的预测精度和市场响应速度。② 应用大数据对物流信息、库存信息以及供应链成员信息的采集和分析，来优化供应链管理和对供应链成员的评估。③ 建立供应链战略联盟关系，实施基于大数据的供应链成员之间信息共享机制。

在大数据环境下，依托个性化医疗的到来，医药产品正在从功能性产品向创新性产品转变，并依此为基础，提出应用推拉结合的供应链战略，并将推拉战略的结合点由制药企业向医院的转变。

应用大数据技术，分别从精简流通环节，提高预测精度以及采用联合库存策略来消除医药供应链存在的"牛鞭效应"。建立大数据信息共享平台，提出信息共享平台模型，建立供应链战略联盟关系是大数据背景下，医药供应链发展的方向。

第二节　智慧家庭健管信息系统

2015 年《关于积极推进"互联网 +"行动的指导意见》（国发〔2015〕40 号）提出，加快发展基于互联网的医疗、健康、养老、社会保障等新兴服务。以家庭为载体，以家庭成员之间的亲情为纽带，利用物联网、移动互联网等新一代信息技术，建立一套对慢性疾病患者、老年人以及婴幼儿健康进行监护和测量的智慧家庭健康监测系统是非常有必要的。

智慧家庭健康服务系统目的是以家庭为单位，通过健康检查终端设备和定位系统，如定位手表、定位手环、血压计、血氧检查仪、体温计、心电监测设备等采集家庭中老人年、慢性病人的位置信息和体征数据，通过 GPS、蓝牙、Wi-Fi、移动通信等通信技术汇聚到网关，实施上传到服务器，家庭成员和私人医生可以通过 Web 页面、手机 App 等设备查看被检测人的数据，了解被监测人的位置信息和健康信息。医生根据体检信息上传注意事项到服务器，服务器把注意事项推送给家庭成员，还可以使用 App 与家庭成员进行交流。实现不管在什么地方、什么时间都能及时了解被测人的位置信息和健康状况，并给出合理意见。

一、智慧家庭健康服务系统基本功能

定位功能，绑定定位终端，通过 GPS 定位和 LBS 定位来实现某个家庭成员的实时定位信息，一段时间内的运动轨迹。还可以设定电子围栏，使家庭成员在一定范围内活动，超出活动区域，能够及时报警。

（一）终端管理

为家庭成员绑定终端设备，使设备产生的数据能够与系统对接。

（二）体检信息管理

添加家庭成员的体检信息，包括血压、血氧、血糖、心率、胆固醇、尿酸等的信息。

（三）健康监控管理

接入健康一体机，刷卡建立家庭成员健康管理信息，测量健康各项数据。统计界面显示每个家庭成员的健康监控界面。

（四）健康参数管理

对健康项目的基础值进行设置，这样系统会自动将家庭成员体检的实际数值与基础值进行比较，如果超出这个范围，系统会对该家庭成员的该项体检项目进行预警，在平台和 App 端会显示预警信息详情，以提醒工作人员、家属、家庭成员等及时关注家庭成员的身体健康。

（五）健康预警管理

在家庭成员的数值超出安全范围时，系统自动对家庭成员的健康信息进行预警。

二、智慧家庭健康服务系统数据采集设备

健康数据采集设备集成了心电模块、血压模块、体温模块、血氧模块、脉率模块等医用常规生理参数测量模块，使用目前成熟的信息化技术，组成一款人体生理参数检测系统，具备健康数据采集和信息化功能，能够检测一般常规体检项目，如检测心电图、心率、血压、血氧、体温等数据。而体重、血糖、尿常规、尿酸、总胆固醇等健康数据通过市场销售的具有蓝牙或 Wi-Fi 传输功能的专用检测设备进行采集，这些设备必须开放端口，将采集到的健康数据通过 5G、Wi-Fi、Ethernet 等多种数据通信方式上传至智慧家庭健康服务系统，建立长久的健康档案。

健康数据采集设备包括体检一体机、血糖仪、蓝牙血压仪、体重秤、安防报警设备等。其中健康一体机能够采集个人的心电指数、血压数据、血氧饱和度、体温等数据，一体机还有 Wi-Fi 和蓝牙模块，能够将采集到的健康数据通过 Wi-Fi 上传到服务器。血糖、尿酸、总胆固醇数据通过市场上购买的具有无线传输功能的血糖仪、尿液检测仪等采集，采集的数据通过网关，然后上传到服务器。通过身份识别卡或身份证、医保卡等进行居民的身份识别，居民通过刷卡确认身份后，所测量的数据自动与该居民绑定。

通过 5G、Wi-Fi、Ethernet 等多种数据通信方式将采集到的数据上传至指定的后台机构。对测量的参数数值进行语音播报，同时可设置报警上下限，对测量的数值进行判断，并在屏幕上给出结果。设备本身具备一定能力的数据存储功能，数据存储采用先进先出原则，目前可存储 2 000 组用户数据。

三、智慧家庭健康服务系统具体模块

（一）系统模块

该系统包含体征检测、数据处理、人机交互等，技术上采用分层次设计的方案，分为 7 个层次：

（1）智能设备接口，包含 GPS 定位接口、医疗设备接口、穿戴设备接口等，主要处理与系统对接的体征检测设备、定位设备的数据通信方式和数据格式。通过 Serialport 控件读取串口信息，显示在客户端的界面上，并通过因特网发送家庭健康服务系统。

（2）用户桌面系统，包括家庭成员桌面子系统、管理人员桌面子系统、医生桌面子系统等，实现不同的用户角色拥有不同的权限，对不同的数据进行处理。

（3）移动端应用层，包括被检测人员 App、家庭成员 App、管理 App 等。

（4）应用系统层，包括健康监测、家庭成员关爱、监测设备管理模块等。

（5）基础组件服务层，包括地理信息系统、数据中心、即时通信服务、短信服务等。

（6）系统软件层，包括使用的操作系统、数据库、IT 基础设备等。

（7）系统安全服务，包括认证授权、应用层安全、数据信息安全、系统的安全及网络安全等。

（二）数据采集处理

利用多种传感器设备采集用户体征参数，通过手机服务平台进行接收、处理、显示测量数据并将数据上传至云服务器存储。该系统能对家庭成员婴幼儿、老年人以及慢性疾病患者进行连续的数据采集，对收集到的体检指标数据进行处理和加工，使用户能够了解包括其家属的个人健康情况分析数据，同时医务人员也可以根据这些分析数据来对居民进行更加准确的治疗和建议。

用户可以通过服务平台向医院专家进行咨询问诊，专家以服务平台提供的居民健康数据和居民健康档案作为决策支持，对居民的问题进行解答，给出更合理的建议，同时医务人员可以利用云平台提供的功能，通过各种信息传输功能对居民进行跟踪、呼叫、提醒等操作。减少慢性疾病患者去医院检查的频率，节约费用和时间。该服务平台提供统一标准的数据接口便于为其他第三方平台进行数据获取，同时支持从第三方系统接口处进行数据抽取，起到了数据共享的作用。

四、"互联网＋家庭健康服务"实践

家庭医生管理平台依托物联网设备和大数据分析技术，医生、护工、技师等只需通过手机 App 就可便捷开展工作（见图 6.3）。家庭成员在家通过智能床垫、健康小屋一体机等健康检测设备进行测量，血糖、血压等健康数据会同步到系统的健康档案之中，医生可结合用户健康档案给出健康评估报告、指导意见，当设备检查到居民血糖、心率等指标异常时，系统会主动提示，以便医生可以对病人进行及时的远程诊疗，从而进一步优化个人身体检测与健康管理服务，一改以往被动等待居民求医的模式。

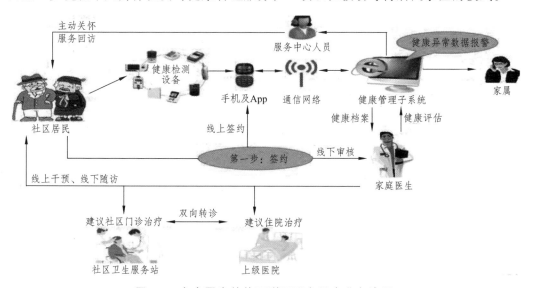

图 6.3　家庭医生签约互联网服务平台业务流程

　　"互联网＋"在助力医养结合及家庭医生签约服务方面也起到了很大的作用，家庭医生管理平台旨在助力家庭医生智能提高工作效能，更多的家庭成员在家就能享受到优质医疗服务。

　　家庭医生会为慢性病患者建立慢性病健康档案，制定个性化的健康档案，通过平台实时监控家庭成员健康数据，一旦家庭成员健康数值发生异常，可第一时间接到通知。家庭医生也可通过平台制定随访计划，定期对空巢、行动不便并有需求的老年慢性病患者提供上门健康咨询和指导服务。

　　不少优秀"互联网＋"平台还积极推广居家养老、医护工作站系统、长护险系统等"互联网＋养老"应用，取得了很好的成效。

　　某"互联网＋家庭健康服务"平台的服务内容如图 6.4 所示。

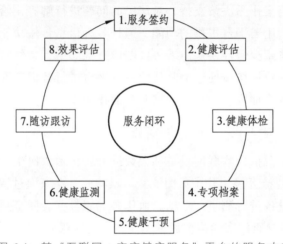

图 6.4　某"互联网＋家庭健康服务"平台的服务内容

【思考题】

1. 供应链计划（SCP）由哪三部分组成？
2. 简述常见的智慧家庭健康服务系统数据采集设备。
3. 智慧家庭健康服务系统具体模块有哪些？

第七章

大数据与健康服务

 本章要点

1. **掌握**：中医体质辨识模型基本内容。
2. **熟悉**：中医体质辨识模型健康服务信息系统模块与功能。
3. **了解**：《中医体质分类及判定》模型建立和算法的基本原理。
4. **思政目标**：解读 2017 年《中国家庭健康大数据报告》，了解中国家庭健康发展脉络，了解居民家庭健康管理行动、就医行为，掌握居民对于健康管理的需求和期待的新特点。

【导读】

健康服务产业的九大热点领域

先看一下数据，2019 年全国健康服务业总规模为 70 148 亿元，比 2018 年增长 12.4%，占 GDP 比重为 7.08%。在健康中国战略的引领下，大健康产业进入快速发展和迭代升级阶段，受消费观念、政策引导、技术进步、模式创新等多方面影响，不同类型客群、不同健康目的的健康服务需求不断细化，形成了多个具有爆发潜力的热点领域，包括定制健康管理、老年介护、母婴护理、运动康复、社区健康管理、国际医疗旅游、健康教育、健康 O2O 服务、互联网医疗等。

据不完全统计，目前全国互联网医院已经有超过 1 100 家。随着互联网医疗企业、公立医院、政府、协会等多方协作的合作模式建立，互联网医院已经从前期在经济发达、IT 企业集中、互联网意识强、医疗资源相对较丰富的地区（如广东、浙江、上海等地）的布局，逐步转向贵州、宁夏、广西等医疗资源欠发达地区应用，用以提高医疗资源的服务效率，在业务范畴上覆盖医疗服务、医疗云服务/信息化、互联网医疗、互联网医药/医药电商、健康管理等多个领域。

（资料来源：腾讯网，2021-04-21。）

美国政府越来越重视健康管理，并在全国主导设立了"健康公民计划"（Healthy People）项目。美国是最先将计算机技术运用到健康管理领域的国家，率先开发出健康信息管理系统，用于民众健康数据的采集、分析和促进。德国主要通过医疗保险体系的结合，完成健康管理服务，形成了以医疗机构为基础、商业化健康管理机构为补充、商业健康保险公司为保障的三位一体式的医疗服务模式。在此模式下，德国民众可以得到从疾病治疗到健康咨询再到健康保险保障的一站式、多元化健康管理服务。英国也重视医疗健康信息化建设，全国三分之一以上的国民都享受医疗健康信息化管理服务。英国公民从门诊服务开始，个人基本信息和健康检测指标就被录入信息化系统中，为未来的健康跟踪服务奠定了基础。日本政府提出应用 ICT、AI 推进医疗、护理改革，2018 年修订诊疗费方案，对使用 AI 进行诊疗给予一定激励，2020 年实现了全新的健康医疗体系。

第一节　健康服务与信息化

一、信息化在健康服务应用

健康服务业借助信息化技术，在西方发达国家已经迈入到成熟阶段。健康管理类信息化软件系统随着大数据、云计算技术的运用得到了快速发展和应用。通过通信、生理指标采集设备等先进技术手段将感应装置、智能终端设备、医疗机构和用户互联互通，从而实现了对用户多样化数据的采集和利用。

新型的多种健康管理主体和服务方式，包括保险公司与社区卫生机构合作提供的健康管理模式，它是在社区卫生服务机构为服务主体的基础上出现的；以体检中心是主体的服务模式；以信息产业公司为主体的服务模式。

目前，我国市场中面向公共卫生医疗机构的健康管理软件主要分为两类：

其一，深圳天方达公司提供的"杏林七贤"系列产品和爱康国宾健康管理公司提供的体检管理系统。此类系统用于帮助健康体检类信息管理系统。

其二，以北京耀华康业公司的知己健康管理服务软件和杭州希禾信息技术有限公司研发的系列产品的健康风险评估类系统。

但是，以上产品提供的服务缺乏统一的标准和规范，互不兼容，且不共享。特别需要指出的是，现有市场化健康管理系统缺乏目标人群的适用性，仅仅针对成年人群和慢病人群进行健康管理，缺乏对孕妇和适龄儿童的健康进行有效管理的手段。所以，健康管理系统的开发不仅应充分利用互联网的优势，发挥其互联互通的作用，更要考虑到不同目标人群的健康需要，使用户体检能够做到方便、全面、快捷、高质量的效果。

二、中医体质辨识模型的信息系统

健康管理服务系统是以中医体质辨识模型为核心的。该系统根据体质学说量表问题，以医师问询录入的方式，结合医师"望、闻、问、切"中医四诊合参综合诊断方法，通过系统提供的体质辨识模型，将采集到的个人健康信息进行综合评估后给出相应的健康状态施养方案。同时，系统还具备为各医疗卫生服务机构开展社区居民健康普查、慢性病防治研究、健康干预效果评价、群体健康状态趋势评价提供统计分析的功能。常见的中医体质辨识系统模型如图 7.1 所示。

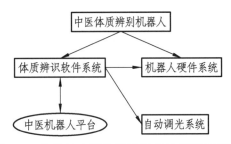

图 7.1 常见的中医体质辨识系统模型示意图

考虑到不同服务受众人群的多样性健康需求的特点，该系统在为普通人群提供中医体质辨识服务的同时，可分别为老年人群、孕产妇、0~6 岁儿童、慢性病患者（Ⅱ型糖尿病、高血压）提供中医特色健康管理等系列服务。在此基础之上，通过医师的临床经验，将中西医诊疗方法紧密结合。系统在医师的操作下可录入客户理化检测指标，从而提供全科健康信息记录功能，进而可实现医师对客户的全面健康管理服务。因此，项目既是对传统中医学的继承，又是中西医结合的典范。该系统建立的健康管理服务模型可针对普通人群、老年人群、孕产妇、慢性病、儿童等五类不同目标人群实现全程健康监管和评价。同时，系统具备的数据统计分析功能对医疗临床实践具有辅助指导意义。

该系统可帮助实现政府、医疗机构、社区、健康管理公司、个人健康数据之间的互联互通。因此，信息化健康服务的特点是"五合一"式。

该系统创建了集"建库（建立电子健康档案）辨识、评估、干预、指导"为一体的"五合一"式健康管理服务模式。该模式可帮助各级公共卫生服务机构优化终端服务流程。"治未病"健康管理服务系统服务模式详见图 7.2。

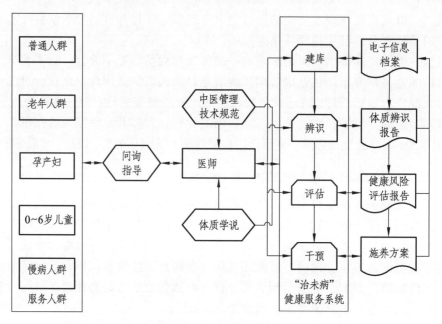

图 7.2　系统服务模式

社区医师在装有"治未病"健康管理服务系统的终端上，根据《中医体质分类和判定》标准，先后完成个人健康信息建库、辨识，并分别生成《个人电子健康档案》《体质辨识报告》，进而结合中医"望、闻、问、切"四诊合参诊法对体质辨识结果进行评估后，生成《健康风险评估报告》，并根据报告提供专业健康管理施养方案。

三、健康服务机器人信息系统

健康服务机器人是服务机器人中的一个细分品类。

健康服务机器人（见图 7.3）就是专注于健康医疗服务的一类服务机器人，也可称为健康养老机器人，或者简称健康机器人。由于主要使用场所是家庭或者养老别墅、养老公寓，所以是一种家庭服务机器人。这是一种地面移动型或桌面型的服务机器人，带有摄像头和触摸屏，有麦克风，本体安装有多种环境传感器，并且可以连接第三方的健康监测设备，适合家庭等室内环境使用，能够语音识别和语义理解，可以陪伴家庭成员、进行健康监测及医疗平台连接，并具备智能家居控制、家庭日程事务管理、与家庭成员娱乐互动、医疗护理、养老助老等功能。

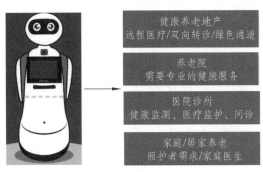

图 7.3 健康服务机器人场景应用

近几年来，房地产商、保险公司、养老机构都在全国积极部署健康养老地产项目，包括远洋地产、保利地产、万科、恒大、中国人寿、中国平安推出了不少高端的健康养老项目，一些新的健康养老产品和服务理念也纷纷在这些项目中试水，而健康服务机器人也进入新兴的健康养老项目的产品选择视野范围。

健康服务机器人的服务对象都可以在健康服务机器人上建立独立账号，存储个人的健康档案信息。服务机器人可以每天按照一定时间规律对服务对象进行健康检测，也可能根据传感器感知的数据进行临时检测，如老人主动向机器人表达"我今天胸闷"，则健康服务机器人可临时启动心电监测设备来测试老人实时的心电图。健康监测获得的数据需要进行数据分析和加工处理，并将结果呈现给用户本人及家庭医生等专业人士。健康服务机器人常用功能如图 7.4 所示。

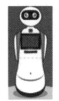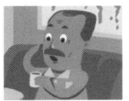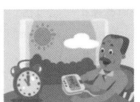

早起问候、天气预报、新闻播报、智能家居、　　日间：定时血压测量、生命体征探测、吃药提醒
亲朋视频通话、外出安防布防、机器人巡逻　　　睡眠：呼吸心跳持续监测、睡眠质量分析与预警

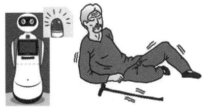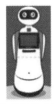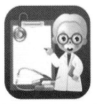

老人摔倒：人体姿态分析、紧急报警、绿色通道　24小时：健康医疗云平台连接、私人医生、健康聊天

图 7.4 健康服务机器人功能应用

健康咨询是健康服务机器人的轻问诊服务，在不需要医生介入的情况下，由机器人提供了一些医疗、健康、生活类问题的解答，这类解答是有针对性的，让医疗健康大数据与用户的健康档案进行关联，在答案上进行了筛选、匹配，能够实现上下文、记忆、条件限定与判断等功能。

一台具有真正的实用功能的健康服务机器人，最终必须连接一个可靠的医疗资源，不论是医疗健康服务平台，还是一家医院。如某健康服务机器人的后台就对接了专业的医疗健康平台，这种医疗健康平台，是由集医疗、养老、保险业于一体的O2O新型互联网+企业打造的。目前已经覆盖全国二十多个省市自治区，已经成为中国智慧城市及智慧医疗健康、"互联网+产业"中的明星企业，被誉为中国首席家庭医生服务品牌。专业的医疗健康平台利用云平台、大数据和移动互联网技术来开展基层社区全科医疗和家庭医生签约服务，平台向上连接三甲医院及各科专家，向下指导基层诊所医疗服务，并建立移动互联支持下的会员随身终生健康档案，实行三甲医院与基层医疗机构的双向转诊，以此来保证基层医疗品质。

第二节　中医体质辨识模型健康服务信息系统

系统的核心功能包括健康档案维护、中医体质辨识（普通人群）、中医体质辨识（老年人群）、0～6岁儿童中医健康管理、孕产妇中医健康管理、慢病健康管理（Ⅱ型糖尿病、高血压）、系统管理和系统接口设计。

一、健康档案维护功能

健康档案维护功能包括：档案新增、查询、修改、删除，以及获取医院信息系统（Hospital Information System）客户信息。系统管理员和普通用户均可使用此功能操作。健康档案维护人员业务模块示例如图7.5所示。

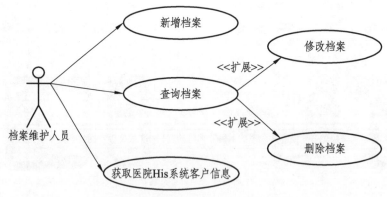

图7.5　健康档案维护人员业务模块

（一）新增档案

在系统的角色设计中，健康档案维护人员可以是各级医疗服务机构中各科室的医师，也可以是机构用户中专职负责病患客户档案的管理部门的被授权人员。当档案维护人员需要增加客户信息时，可以通过问询的方式将采集到的信息录入到系统中。考虑到客户信息的完整性，客户信息包括姓名、性别、出生日期、身份证号码、电话号码、身高、体重、腰围、个人健康信息、婚姻状况、单位名称、联系邮箱、通讯地址。如果信息被录入后，系统将会自动生成档案编号。

（二）查询档案

根据输入的客户姓名、身份证件号码、建档日期，疾病名称，以及体质辨识结果分类等信息，档案维护人员可以查询具体某一人或者某一类人的信息。系统需要能够实现通过输入客户姓名的关键字模糊查询客户档案。

（三）修改档案

根据需要，档案维护人员可以通过选择录入客户姓名、身份证件号码、建档起止日期，或者机构（科室）名称等条件，在系统中查询需要修改档案的客户。修改后保存客户信息即可完成修改操作。

（四）删除档案

根据需要，档案维护人员通过选择录入客户姓名、身份证件号码等条件，选择需要删除的客户，然后选择"删除"。这时，系统页面显示提示信息，档案维护人员确定删除指令即可完成操作。

（五）获取 His 系统客户信息

档案维护人员录入客户身份证信息和姓名，可以从对接的医院 His 系统中查询和导入客户的信息。

二、专业体质辨识（普通人群）

专业体质辨识功能是系统的核心组成部分，该功能主要的使用角色是医疗服务机构的辨识医师。医师凭借专业知识和临床经验，结合中医技术规范的要求和体质学说的理论依据，为客户进行专业的体质辨识服务。根据需求，系统允许辨识医师对客户的辨识结果进行维护，对体质辨识报告进行审核、查看、删除。专业辨识医师示例如图 7.6 所示。

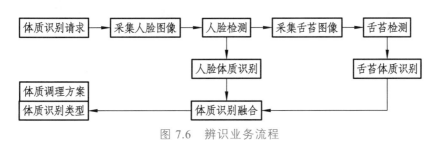

图 7.6　辨识业务流程

（一）新增辨识

首先，辨识医师需要在系统中选择一条已有客户信息，然后选择"新增辨识"，系统将显示辨识流程页面。如果待辨识客户信息仍未录入系统，系统将提示辨识医师补充录入待辨识客户信息后才能执行此操作。

专业辨识服务流程共八个步骤，分别是：基本信息采集、病史信息采集、体质测评、舌诊信息采集、脉诊信息采集、体质分型诊疗、慢病诊疗、理化指标录入。

（二）查询辨识记录

通过"查询辨识记录"功能，辨识医师可以对客户辨识记录进行维护，对辨识报告进行审核、查看。

三、中医体质辨识（老年人群）

中医体质辨识（老年人群）功能的操作权限和操作流程与专业体质辨识（普通人群）相同。但是，考虑到老年人群体质特征和生理特点，系统采用不同于普通人群的施养方案知识库，并在录入信息时增加"不适症状"测评。老年人中医体质辨识计算如图 7.7 所示，在此不作具体描述。

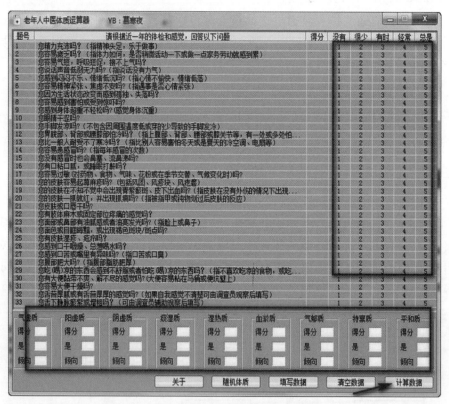

图 7.7　老年人中医体质辨识计算

四、儿童中医健康管理

本系统可以实现对 0~6 岁儿童的中医健康管理服务，其中主要采用中医"四诊合参"方法进行，具体包括健康服务、查询辨识记录以及统计功能。

（一）健康服务

儿童健康服务由辨识医师用户进行，包括以下三个方面：基本信息采集、生长发育情况记录，以及中医检查。与普通人群和老年人群不同的是，儿童生长发育情况记录的信息还包括孕期的身长、体格发育、语言能力、行动能力、接种疫苗信息、牙齿发育（出牙、龋齿）视力和听力的发育情况。另外，中医检查包括：面色、囟门、头发、舌色、舌形、苔质和苔色，以及饮食、活动、睡眠、大小便等信息。系统录入信息后选择"保存"。

（二）查询辨识记录

辨识医师选择一条经过辨识的儿童信息，然后根据需要维护以及查看儿童健康管理方案等相应客户信息。儿童中医体质辨识系统界面示例如图 7.8 所示。

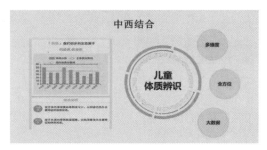

图 7.8　某儿童中医体质辨识系统界面

（三）统计功能

统计功能具体包括：医师工作量统计（柱状图）、各阶段儿童健康状况统计（柱状图）、儿童性别统计（饼形图）。

儿童中医健康管理具体业务示例如图 7.9 所示。

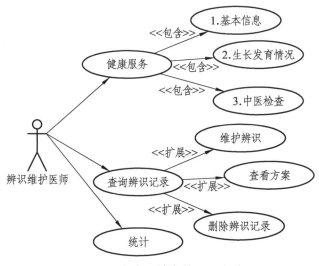

图 7.9　儿童中医健康管理业务流程

五、孕产妇中医健康管理

考虑到孕产妇特殊生理周期的健康需求，本系统创新性地增加了针对该类客户人群的健康管理功能开发。具体而言，孕产妇中医健康管理包括信息采集、查询采集记录以及统计三方面功能（见图 7.10）。

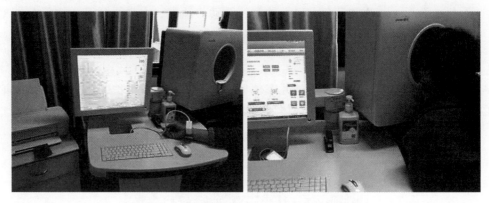

图 7.10　某机构孕产妇中医健康管理终端

六、慢病健康管理（Ⅱ型糖尿病）

Ⅱ型糖尿病健康管理包括：血糖监测、辩证分型、查询辨识记录、统计，以及糖尿病科普知识。慢病健康管理（Ⅱ型糖尿病）具体示例如图 7.11 所示。

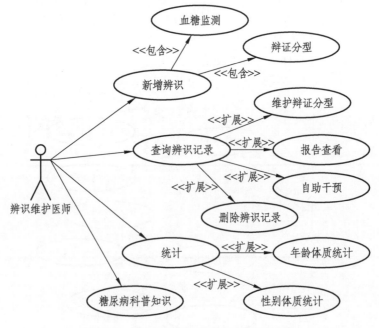

图 7.11　Ⅱ型糖尿病健康管理业务流程

七、慢病健康管理（高血压辨识）

辨识维护医师用户从辨识记录查询结果中选择需要进行血压监测的客户，然后打开血压监测页面，补充录入客户血压监测信息并保存。该系统还支持医师对高血压客户进行健康科普宣传和指导（详见图 7.12）。

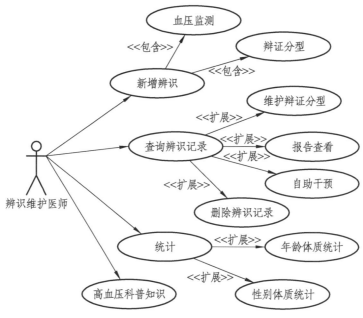

图 7.12　高血压辨识健康管理业务流程

第三节　健康风险评估信息系统应用

一、健康风险评估信息系统介绍

HRA 是英文 Health Risk Appraisal 的缩写，译意：健康风险评估。新型疾病早期筛查及健康风险评估，应用生物电感应技术，结合目前国际上最先进的人体电阻抗检测技术，采用计时电流统计分析方法，通过生物电传感器，采集测量组织细胞的电阻、电传导性、PH 值、电压以及动作电位，进行 3D 数学模型重建，根据各器官、组织和系统的电阻抗变化情况，对人体目前的功能状态进行健康风险评估。检测过程无创、无痛、无辐射，检测结果直观、全面、翔实，即时完成建档、存储、查看、出具报告等科目（邓笑伟，2015）。2012 年 12 月 28 日，中国低碳产品信息化推进委员会发布了我国首部《智能医疗产品——健康风险评估系统（HRA）信息化指数（智商）测评规范》。

（一）HRA 的主要特点

预警——随时监测人体生物活性和功能状态，发现早期功能性病变对身体健康产生的潜在隐患，以 5 级风险柱形式给予提示。

智能——全自动扫描、全智能分析、3D 数字重建、全方位成像、自动风险分级评估。

准确——通过河北省人民医院、河北省医科大学第三医院临床试验，临床一致性达到 96%。

全面——人体 9 大系统 220 项系统功能检测，全面展示身体当前功能状态，排查存在的健康风险。

快捷——5 分 38 秒完成全身各系统功能状态扫描，即时出具风险评估报告及膳食指导建议。

安全——1.25 V（±0.05 V）低压直流电刺激感应技术，无创、无辐射、无不适感。

经济——相比常规检测手段，检测费用更低，适宜重复检测。

亚洲体质样本库建设使参照性更强，比对结果更准确。由于采用了水溶性传感器传导电流方法，检测状态更加稳定、一致。

（二）HRA 系统基本操作步骤

1. 操作准备

首先采集受检者的基本信息（见图 7.13）；引导受检者摘除手机、手表、项链等金属饰物，消除人体静电；引导受检者穿上导电袜（或赤脚）；引导受检者进入检测台，并处理额头及手足汗渍；为受检者更换电极片并戴好头部扫描设备；引导受检者戴好导电手套，将手脚分别置于电极板上，并保持稳定状态；刷卡启动设备，在头顶上方蓝灯亮起后即进入检测状态。

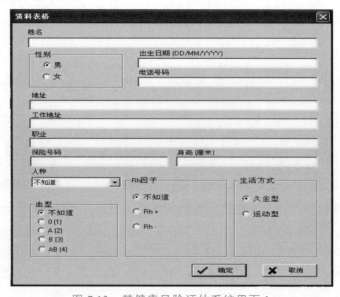

图 7.13　某健康风险评估系统界面 1

2. 检测进行

双击 HRA 图标运行程序，点击"确定"；点击菜单列表的"工具"，在下拉菜单中点击"频道测试"。如果测试正常，则进行以下步骤（如测试不正常，请关闭软件，断开电源，然后重新打开电源，并重复以上步骤）。

（1）输入受检者信息。

A. 新受检者：点击 ▣。

B. 进入"资料表格"栏，如图 7.13 所示。

在受检者列表中填入受检者的姓名，选择性别、出生日期（日/月/年）、电话、身高等信息，然后点击"确定"。

对已有受检者：

A. 点击 ▣。

B. 进入"受检者"栏，如图 7.14 所示。

从受检者列表中找出受检者，并双击受检者在此表显示的受检者姓名，点击"记录"，进入"参数登记"栏，填入体重、血压等，然后点击"确定"。

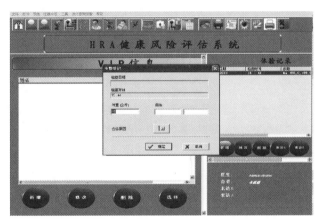

图 7.14　某健康风险评估系统界面 2

（2）进入"临床情况"栏，输入受检者详细的临床病情（见图 7.15）。

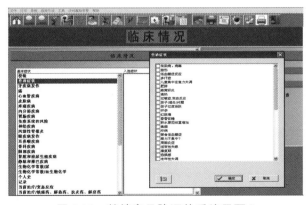

图 7.15　某健康风险评估系统界面 3

（3）引导受检者去除鞋袜、手套及随身金属物后入座，连接头部电极，引导受检者把手脚置于相应的电极板上。

（4）在空间环上刷用户卡，点击移动平台操作面板上的"启动"按钮，等待移动平台运行到位。

（5）移动平台停止运行后，点击 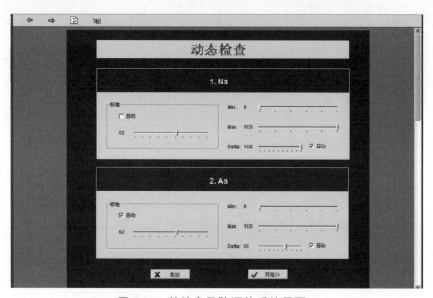，进入"动态检查"界面，如图 7.16 所示。在此界面中按"开始"，设备即开始进行自动检测（用时约 5 分 38 秒，此时受检者不要说话和移动手脚）。检测完毕后，点击"确定"保存检测记录。

图 7.16　某健康风险评估系统界面 4

（6）检测完毕后，点击移动平台控制面板上的"结束"按钮，等待移动平台运行到原位后，整个测试过程即告结束。

3. 出具报告

对检测结果进行截图保存，以备打印；根据 HRA 检测所显示的五级风险分类和综合器官图像显示，评估受检者当前的身体功能状态，向受检者传达健康评估情况、健康危险因素，若存在健康风险，建议作进一步病理检查等信息。

二、HRA 健康风险评估系统案例功能介绍

HRA 是利用生物电感应技术，结合人体电阻抗测量技术，通过采集和测量人体组织的阻抗，对人体进行 3D 数学模型重建，根据各器官、组织和系统的电阻抗变化情况，对人体组织器官目前的功能状态进行健康风险评估的检测设备。与传统体检手段不同，HRA 检测能在人体发生实质性病变之前，提前告知患病风险；所提供的相关参考值可以帮助医生全面判断疾病状态；所提供的人体当前功能状态彩色图像，更便于医生对受检者身体状态进行全方位立体观察，不仅能够告诉受检者有病或没病，更能

根据疾病潜在因素发展趋势的信息，向受检者提供早期预防建议，满足一般人群对自己健康状况进行主动管理的需要（邓笑伟，2015）。

HRAⅡ型构造示例如图 7.17 所示。

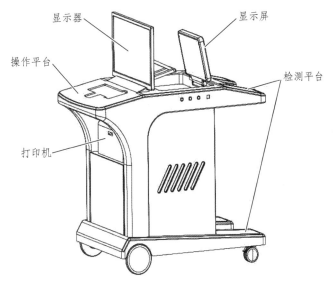

图 7.17　HRAⅡ型构造

图片来源：邓笑伟，《HRA 健康风险评估报告解读》。

附　表

会员信息					
姓名：韩×× 性别：男 检测日期：2019-11-01	出生日期：1976-12-25 检测时间：10:28		身高（cm）：176		体重（kg）：90 送检医师

检查结果					
间质的离子分析		间酸碱平衡		自由基水平	
检测值	正常值	检测值	正常值	检测值	正常值
钠 5		PH = 7.37	7.29 ~ 7.37	间质的过氧亚硝酸自由基 = 10	
钾 5		HCO_3^- = 21.60 mEq/L	22 ~ 26	间质的小分子自由基 = 10	
氯 5		$PaCO_2$ = 38.60 mmHg	41 ~ 51	间质的过氧化氢自由基 = 0	
镁 5	−5 ~ +5	PaO_2 = 90.63 mmHg	80.5 ~ 88.5	间质的超氧阴离子自由基 = 0	≤ +10
钙 5		$[H^+]$ = 42.89 nM/L	42.6 ~ 51.3	间质的羟自由基 = 10	
磷 5		SBE = −3.00	−2 ~ +2		
铁标准		iSO_2 = 98.00%	98%		

神经递质		生化相对指标		激素水平	
检测值	正常值	检测值	正常值	检测值	正常值
五羟色胺 = 15		间质的甘油三酯 = 10		间质的促甲状腺激素 = 10	
多巴胺 = 0		谷草转氨酶 AST/ 谷丙转氨酶 ALT = 0		间质的促卵泡激素 = 0	
儿茶酚胺 = 0		碱性磷酸酶 ALP 和 转肽酶 GGT = 0		间质的脱氢表雄酮 = −20	
乙酰胆碱 = 0		间质的血糖 = 0		间质的皮质醇 = 20	
	−10 ~ +10		−5 ~ +5	硅固酮 = 17	−20 ~ 20
				肾上腺髓质激素分泌量 = −16	
				间质的睾丸激素 = −10	
				胰岛素分泌量 = −4	
		间质的低密度 脂蛋白 = 10		甲状旁腺激素分泌量 = −10	
				甲状腺激素分泌量 = −10	
				间质的抗利尿激素 = −13	
				间质的促肾上腺皮质激素 = −20	

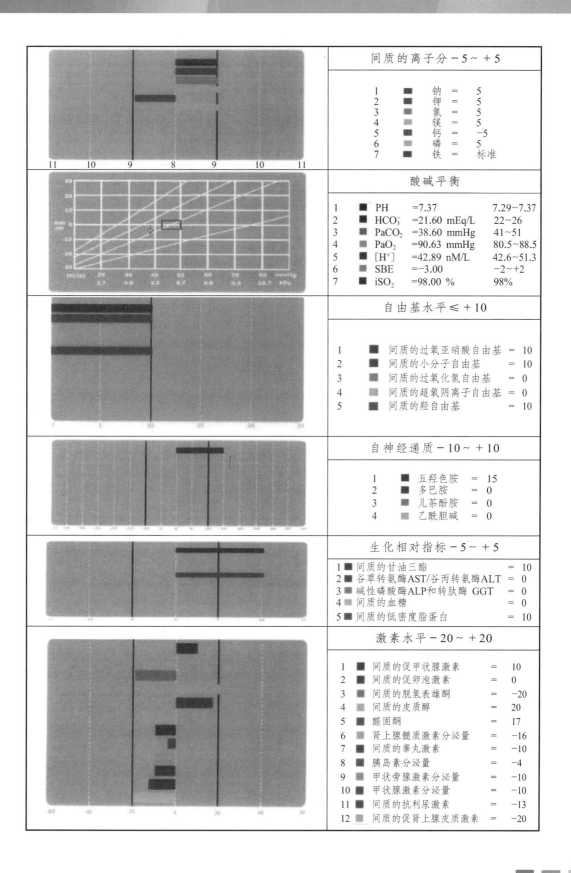

间质的离子分 −5～+5		
1	钠	= 5
2	钾	= 5
3	氯	= 5
4	镁	= 5
5	钙	= −5
6	磷	= 5
7	铁	标准

酸碱平衡		
1	PH =7.37	7.29~7.37
2	HCO_3^- =21.60 mEq/L	22~26
3	$PaCO_2$ =38.60 mmHg	41~51
4	PaO_2 =90.63 mmHg	80.5~88.5
5	$[H^+]$ =42.89 nM/L	42.6~51.3
6	SBE =−3.00	−2~+2
7	iSO_2 =98.00 %	98%

自由基水平 ≤ +10		
1	间质的过氧亚硝酸自由基	= 10
2	间质的小分子自由基	= 10
3	间质的过氧化氢自由基	= 0
4	间质的超氧阴离子自由基	= 0
5	间质的羟自由基	= 10

自神经递质 −10～+10		
1	五羟色胺	= 15
2	多巴胺	= 0
3	儿茶酚胺	= 0
4	乙酰胆碱	= 0

生化相对指标 −5～+5		
1	间质的甘油三酯	= 10
2	谷草转氨酶AST/谷丙转氨酶ALT	= 0
3	碱性磷酸酶ALP和转肽酶 GGT	= 0
4	间质的血糖	= 0
5	间质的低密度脂蛋白	= 10

激素水平 −20～+20		
1	间质的促甲状腺激素	= 10
2	间质的促卵泡激素	= 0
3	间质的脱氢表雄酮	= −20
4	间质的皮质醇	= 20
5	醛固酮	= 17
6	肾上腺髓质激素分泌量	= −16
7	间质的睾丸激素	= −10
8	胰岛素分泌量	= −4
9	甲状旁腺激素分泌量	= −10
10	甲状腺激素分泌量	= −10
11	间质的抗利尿激素	= −13
12	间质的促肾上腺皮质激素	= −20

风险	
	呼吸系统当前状态
	呼吸功能轻度改变 血碳酸偏低
	消化系统当前状态
	肠道慢性下行感染的倾向 肝脏、胰腺或胆囊功能轻度改变的倾向 肠内菌群失调、消化道功能变化 消化道功能改变的倾向 胰腺机能轻度变化 糖原生成增加 糖酵解减低
	泌尿生殖系统和肾脏当前状态
	肾组织过滤性降低的倾向
	骨骼系统当前状态
	肌肉功能变化
	心血管系统当前状态
	脂类代谢失调的倾向 肝源性 LDL 低密度脂蛋白升高 血脂水平轻度变化
	神经系统当前状态
	无
内分泌系统当前状态	自由基水平
硅固酮分泌轻度变化	无
过敏当前状态	内环境和基础代谢状况
消化道过敏倾向	慢性炎症状态、抑郁烦躁头痛或偏头痛 胸部疼痛敏感性增加

建议
人体成分分析及建议
BMI：29.05 平均体重 66.60kg 瘦重（去脂重）偏差 17% 脂肪含量 68% 建议每日总卡路里 2924 建议低热量饮食，动物蛋白（烤肉、鱼和不带皮的鸡肉）以及水果（特别是杏和梅），蔬菜（西红柿）和酸乳酪 体育锻炼是必须的但要适度逐步进行而且坚持经常每天至少 20 分钟 限制食用类脂（单饱和）和糖作为微量营养素（囊）的补充
饮食建议
减少食盐、酒、糖，避免烧烤类食物和过分烹调或烧焦的食物，避免油炸的食物和不要重复使用烹调油熏制的动物蛋白质（肉类、鱼类、家禽）。 你的全部日常卡路里应该按以下构成： 10%～15%动物和蔬菜蛋白质、30%～35%脂肪、50%～55%碳水化合物、每天 300～400 g 蔬菜。 平衡膳食必须包括所有这些物质，必须补充维生素和微量元素，水是平衡膳食的重要补充，推荐的水取决于它的酸碱值（pH 值）。你应当"早吃好午吃饱晚吃少"。 避免使用微波炉，食用西红柿和西红柿制品（西红柿红素）时配合橄榄油（增加有益的胆固醇），但不推荐葵花籽油。 推荐饮用绿茶（每天 1 升）、新鲜水果和蔬菜（推荐量为 400～600 g/d）、大豆和黑芝麻、亚麻仁和胡桃，鱼油中也有Ω3，推荐量为 700 mg/d。 吃生蒜（熟了会破坏蒜的烯丙基硫化物从而破坏其抗癌成分）、鱼油、橄榄油、油菜籽油（理想的食用油是 2/3 橄榄油＋1/3 油菜籽油）。复合原花色素低聚体（CPO）是强力抗氧化剂，它们防止 LDL 胆固醇氧化从而预防粥样斑块的形成，它们能去除吸烟产生的自由基
微营养
维生素 B5，维生素 C，锌，铬，维生素 B6，维生素 B2，维生素 A，维生素 E，Ω3 微量元素：锰，硫磺 中草药：丽春花，西番莲，山楂，大蒜，柏树，印度栗子
烹调方法
蒸是首选的烹调方法。烹调时注意使用橄榄油或花生油。 菜花和菠菜加入橄榄油或菜籽油。 烹调鱼类时先用柠檬汁、葡萄酒或油浸泡，然后再装盘蒸或煮。千万不要把肉烤焦或烧焦
推荐的食物
蔬菜：芦笋、菜蓟、布鲁塞尔嫩芽菜、洋葱、西红柿各种脱水蔬菜（豌豆扁豆赤小豆）、青豆、芹菜根、韭菜、茴香、节节草、玉米。 动物蛋白质：鸡蛋、鸡蛋白、鱼类、珍珠鸡、鸡肉、小牛肉 瘦肉乳制品：酸乳酪 碳水化合物：米、菊苣、杏、李子 草药、大蒜、青葱、洋葱 油：橄榄油、花籽油、玉米油、葡萄籽油、葵花籽油 谷类（略）

【思考题】

1. 简述中医"四诊合参"方法。
2. 简述信息化健康服务的"五合一"特点。
3. 健康服务信息系统数据库设计一般包括哪些模块?

第八章

大数据与大健康业态模式

 本章要点

1. **掌握**：智能医学模式。
2. **熟悉**：传统中医药领域服务运用大数据技术情况。
3. **了解**：现代药理学大数据应用。
4. **思政目标**：解读《关于促进医药产业健康发展的指导意见》，了解应用大数据、云计算、互联网、增材制造等技术对构建医药产品消费需求动态感知、众包设计、个性化定制等新型生产模式的支撑，了解智能医疗服务、医疗物联网和健康医疗应用程序（App）。

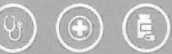

【导读】

为医疗大健康产业赋能：链医疗大健康 建共生新业态

"汇聚最具影响力的医界领袖，构建最有价值的产业生态圈。"10 月 16—17 日，清大剑桥医疗商学院联合国际 e 健康产业联盟在深圳主办"中国医界领袖 私享会三期"。主体来自后 EMBA-中国医届领袖项目的 15 位医届领袖们汇聚深圳，以"链医疗大健康 建共生新业态"为主题，聚焦医疗大健康产业链，深度探讨产业共生新业态发展。

多数嘉宾认为，政策支持、技术发展、资本赋能、市场驱动，行业环境一片利好，"共生、互助"是符合时代特征的行业生态模式。随着会议的推进，对话、交流、融通、碰撞，私享会在一片融洽的氛围中落下帷幕。会后，嘉宾纷纷前往深湾论道俱乐部出席当晚的商务晚宴，觥筹交错间共话产业革新，共谋行业未来。

（资料来源：腾讯网，2020-10-20。）

世界卫生组织研究表明，世界亚健康状态人群已占总人口的 70% 左右，心脑血管疾病、肿瘤、糖尿病、高血压等慢性疾病已成为危害人类健康的一般疾病。

健康产业商业模式创新与技术创新是专业健康管理未来发展的重要驱动力，其中体检主导模式、中药调理模式、资源整合模式、私人医生模式、技术服务模式、综合信息平台模式是现阶段最适合中国国情与民众需求的商业模式。同时，物联网技术的出现也为专业健康管理服务的发展开拓出一个新的发展方向和巨大的市场需求空间。

健康产业的关键成功因素，是社会环境因素和技术因素，在宏观环境利好的前提下，创新、人力储备以及商业模式成为专业健康管理服务机构的关键成功因素。

第一节 "智能医学"新模式

一、智能医学概述

"人工智能、基因工程、纳米科学"被誉为 21 世纪三大尖端技术，其中"人工智能"正以极快的速度改变世界并逐渐应用到社会的各行各业，尤其在医学领域的应用前景广阔，引人关注，以至出现了量子技术、量子医学。

我国医疗领域，人工智能人才的需求尤为迫切。目前已知行业包括：开发医学人工智能技术的科技公司，如阿里巴巴、腾讯、联想等；各大医院、医药卫生主管部门、医疗器械公司、社区健康服务机构；药物研发公司和机构等。预计至 2025 年人工智能应用市场总值将达到 1 270 亿美元。

2016—2017 年，我国大于 40 家公司致力于智能医疗辅助诊断系统的开发与研究，2018 年底，猛增至数百家。在号称医学影像的"世界杯"与"风向标"的北美放射年会上，有 50 余家人工智能厂商参展。2017 年 12 月，我国工业和信息化部提出了《促进新一代人工智能产业发展三年行动计划（2018—2020 年）》。

近年来"卷积神经网络"在图像识别领域的突破，利用人工智能（AI）来解决医学影像识别效率低和重复劳动等问题，已成为人工智能（AI）医疗的主要应用方向。据不完全统计，目前我国有 300 余家从事医疗影像相关公司，其中从事人工智能影像的企业不少于 100 家。2018 年 7 月 20 日，在苏州举行的中国医疗装备协会的年会上，还专门成立了"中国医疗装备人工智能联盟"。

随着人工智能、机器人、大数据等新技术与医疗健康相关领域的结合日趋紧密，现代医学模式面临重大变革。智能医学正在成为创新驱动卫生与健康事业发展的先导力量，亟需在相关领域培养一批具备学科交叉融合特质、创新与实践能力突出的复合型医学领军人才，来引领未来医学发展。

智能医学服务医疗健康产业的潜力巨大，以 Dr. Watson、Leonardo's Robot 等为代表的智能医学新技术、新产品方兴未艾。未来全球市场空间预计超过数千亿量级，医工结合背景的相关产业人才需求也十分旺盛。

仅以江苏省为例，江苏省是医疗大省，人口多，拥有国内一流的医药资源，根据《中共江苏省委、江苏省人民政府关于深化医药卫生体制改革建设现代卫生体系的意见》，2017 年全省卫生投入达到 1 000 亿元左右，用于现代医疗卫生体系建设，加快医疗卫生信息化、智能化的建设进程，大力发展远程医疗、网络诊疗和健康咨询，建立区域远程影像、检查检验等系统，促进医疗卫生服务便利化、规范化和管理精细化。

"智能医学"包括医患实时沟通、在院自助服务、服务问卷打分、诊后健康监测、长期随访关怀、术后提醒等贴心的服务。通过增进服务，让患者切实感受到医院的关怀，增加病人的满意度。通过增进服务、增加与离院病人的联系，来增进患者对于医院的感知，切实提高复诊比例，达到让病人满意的深度营销效果。

二、智能医学平台及作用

（一）智能医学平台

智能医学平台除包括全流程的软件服务覆盖外，更囊括了自助服务设备与健康智能硬件，形成完整的产品生态链，也为后续智能医学的发展演进打下了基础。自助服务设备与健康智能硬件包括：

（1）挂号交费自助服务机；

（2）自助清单打印系统；

（3）智能多体征检测仪；

（4）智能药盒；

（5）输液监测系统。

（二）智能医学平台主要作用

1. 闭环评价系统系统

病人出院通过微信推送问卷调查表，对医生护士进行评价，收集患者反馈、评价分析，从而促进服务改善。

2. 后医疗服务——疾病随访及评价

医患交流，利用互联网新的载体，改变以往的单一电话、邮件的方式进行院后的医疗服务管理，使医患沟通更加便捷、快速。

3. 健康管理

延伸患者健康档案管理，智能提醒患者复查体检，跟踪服务，增加患者对医院的信任度。服务评价、院后对患者的服务，往往是很多医院忽视的环节，通过新媒体的服务的评价建立，很直观地考核医院科室、人员的工作能力。

4. 患者关怀

医院一旦与患者建立了一次的服务关系，这种服务关系如何得以延续，电话、邮件无法直观地体现，我院通过智能医院系统对患者的节假日、生日进行问候，并且对患者进行院后的持续宣教，让医疗知识深入人心，对肿瘤不再恐惧，很好地进行心理辅导。

结合硬件，给患者无微不至的服务。智能检测：移动互联网智能生命体征监测仪，多指标测量，自由连接支持 GSM/Wi-Fi/蓝牙。监测体征：血压、心率、血氧、脉搏、体温、血糖。离院后继续收集患者健康数据，上传至服务器后汇总到智能医学系统，为医院随诊随访、健康监测提供数据支持。

5. "从疾病诊治到健康管理"

设备测量后数据通过网络自动传回护理系统，环节可控，全部数据可溯源。目前的互联网智能医学已经在挂号、候诊、缴费、检查报告等智能化方面成熟应用了，并陆续与移动医疗设备硬件相结合实现生命体征传送等应用。

第二节 中医药产业促进新模式

传统中医药领域服务运用大数据技术，将有力推进中医药行业的发展；中医药领域临床和科研运用大数据技术，将为中医药领域带来变化。

一、大数据在中医药理论的价值及应用

（一）大数据在中医药理论的价值

几千年历史的中医药理论，是建立在传统经验统计学基础上的假设推理和实证；现代科技对实证性要求高，要得到科学理论认可，需要通过实验或实例证明，因此，中医药理论的有效性，需要大量中医治疗实例与过程记录，而大数据记录实例检验和治疗结果保证了理论可信度。

（二）中医药古籍整理的大数据应用

中医药古籍浩如烟海，世世代代花费大量的时间整理古籍而得不到共享。如何快速有效地查阅、翻译古籍以及备注具有重大意义。大数据技术的出现，有利于建立一

个充分共享的中医药古籍电子图书馆，同时有利于对古籍进行有效的保存、阅读、翻译、应用和备注。

（三）中医药数据挖掘应用

中医药数据挖掘数据来源比较广泛，有临床收集用药处方，有古籍流传，还有通过大量文献查找处方分析的数据挖掘。特别是文献查找处方分析，在中医药新药开发、复方配伍规律、方证相应研究等领域中显示出独特优越性，具有广阔的发展前景。常用的分析方法有：频率分布分析、关联规则分析、因子分析、聚类分析、复杂网络分析等方法。

（四）大数据对中医药理论体系评价

中医药理论一直处于现代人无休止的争论中，某个论题的争论往往是没有结果的，因此，我们不能依赖争论来分辨某件事务。中医药理论的正确性与有效性需要依赖治疗实例的患者评价来获得。中医药大数据平台能充分建立起一个客户评价平台，通过这个平台我们可以验证中医药理论的正确性。

二、中医药药理大数据分析

（一）现代药理成分大数据

传统药理学理论是一套经过统计学验证的自闭环的表述理论，它具备定性和定量两个特征。随着现代科技的发展，仅停留在原有理论基础上的药理是不够的，因此，如何应用现代生物化学的方法研究中药，现代药理成分通过网络药理学工具，借助大数据记录中药成分分析来提升中药的科学性至关重要。

（二）古方大数据

众多古方配伍行之有效，分析其原理，应用大数据是非常有意义的。在古方中，单个药物祛邪（杀菌抗病毒）不够时会通过多个药物来实现，因此，应用大数据来分析复方的作用并进行详细记录将对中医药带来巨大的变革。

（三）现代制药大数据

现代制药不应仅仅停留在古方配伍的成绩上，日本与韩国在中药现代制药的基础上研究出更加精确有效的药品，并推广到全球，取得了不菲的成绩。

三、大数据对中医药诊断的价值

（一）病理分析大数据

中医药理论的病理分析非常复杂，几大中医流派经常会采用不同的模型来进行病理分析。哪一种病理分析是正确有效的，需要通过大数据统计来验证。

（二）人体组织细胞群分析大数据

人体本身有 40 万亿到 60 万亿细胞，人体组织的细胞就是一个大数据。如何精确分析人体组织细胞群的健康状况是未来医学检验发展的方向。随着 B 超、CT 等现代检验设备的出现，检验大数据的作用越来越广泛，检验结果越来越科学。

（三）致病微生物群大数据分析

自然界细菌和病毒种类巨大，要研究致病微生物群，大数据工具不可缺少。

（四）体外环境与体内体质大数据分析

中医强调天人合一，任何生物体都需要与自然环境保持一致才能生存得更好。人体体外环境大数据和体内体质大数据也是一个非常有意义的课题。体外环境和体内体质能充分有效地保障个人的身体健康。例如，血吸虫病只存在于鄱阳湖流域，血吸虫在广东地域的环境会自然死亡。

四、中医药临床治疗大数据分析

（一）临床治疗案例大数据

中医药的临床治疗非常复杂，经过病人确认的治疗成功的临床案例是一个非常重要的宝库。临床治疗案例的整理归纳汇总也具有重大意义。

（二）临床科研

中医药的临床科研是永远的课题，如何用中药或中医方法更加高效地治疗病人具有重大意义。经络、穴道、针灸、太极、禅医等神奇的理论有待证明。生物电的伟大治疗作用也有待开发。

【思考题】

1. "智慧医院"运行包括哪些环节？
2. 大数据的中医药诊断应用体现在哪些方面？
3. 大数据的中医药理论价值体现在哪些方面？

第九章

健康信息生态体系

本章要点

1. **掌握**：信息化助推公立医院改革的意义。
2. **熟悉**："三医联动"中的信息化建设。
3. **了解**：信息技术引发了医疗卫生组织机构的管理理念、组织结构、运行模式变革。
4. **思政目标**：解读《关于促进医药产业健康发展的指导意见》了解加强中药材、中药生产、流通及使用追溯体系建设，提高中药产品质量和安全水平的重要性。了解加强民族医药理论研究，推动藏药、维药、蒙药、傣药等民族药系统开发，提高民族医药医疗机构制剂水平，创制具有资源特色和疗效优势的新品种的重要性。

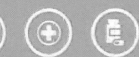

【导读】

新闻：中国"互联网+医疗健康"生态体系发展

国内传统模式下的医疗生态体系，是将医院作为中央节点，相关医药企业、保险服务和其他服务项目都以医院为中心开展运营，病人也将医院作为医疗咨询与服务的中心。不同环节及服务项目之间的信息交换、资金及物料流动都要通过公立医院机构。

与传统医疗生态体系相比，互联网医疗的不同之处体现在：打破了传统的体系结构，使患者、医生、医院、医疗服务等不同环节之间的信息沟通更加紧密，提高了通道的利用率，加速了整个系统的运转。在传统医疗生态体系中，现场诊疗是医生唯一的服务方式。在互联网医疗模式下，医生能够利用网络平台，提供线上诊疗及信息咨询服务，为更多患者提供医疗指导，扩大医疗资源的覆盖面，提高医疗资源的利用率。

关于互联网医疗的发展方向，业内人士持有不同的看法，既有主张"医疗+互联网"的，也有坚持"互联网+医疗"的。所谓"医疗+互联网"，就是利用网络技术，改革传统医疗体系的经营模式及运作流程，加速整体运转。但立足于长远发展的角度，这种表面上的改革无法避开传统医疗体系中的缺陷，因此，只有运用"医疗+互联网"对传统模式进行颠覆，才能从根本上推动互联网医疗的发展。另外，要重构生态系统，需要参与方拥有雄厚的实力基础，因此，百度、阿里巴巴、腾讯三大网络巨头利用自己的优势资源，加入互联网医疗发展的队伍中。

（资料来源：百度睿宸健康，2020-05-10。）

第一节　健康中国战略与卫生信息化

2016年8月全国卫生与健康大会在北京召开，明确了新时期的卫生与健康工作方针：以基层为重点，以改革创新为动力，预防为主，中西医并重，将健康融入所有政策，人民共建共享。这无疑是指导我国卫生与健康事业发展的总方针。

一、健康中国概念

李克强总理在十二届全国人大三次会议上所做的政府工作报告首次提出"健康中国"概念，指出健康是群众的基本需求，我们要不断提高医疗卫生水平，打造健康中国，并对"健康中国"建设作出全面部署，明确环保、体育、食品安全、公共安全、民政养老等部门须"守土有责"（牛哲，2018）。改革要围绕全方位全周期保障人民健康，"三医联动""推动全民健身和全民健康深度融合""加强食品安全监管"（沈雁英，

2016）。建立以人为本的一体化卫生服务模式，全面深化医药卫生体制改革，完善体制机制建设，进一步加强基层公共卫生服务保障，是推动"健康中国"这一目标真正实现的重要举措。

2015 年 7 月，国务院发布《关于积极推进"互联网+"行动的指导意见》提出要"推广在线医疗卫生新模式"和"促进智慧健康养老产业发展"。自此，医疗服务机构利用信息技术的优势，优化服务流程，方便患者就医；"智慧医疗"和"移动医疗"在医疗卫生领域得到普及和广泛使用，为群众提供更加便捷和高效的医疗服务，2016 年底，全国已经有 1 238 家三级医院建立了互联互通信息库。同时，"互联网+"医疗受资本市场青睐。

二、健康中国与信息化

人类历史不乏技术革命引发管理革命的案例，信息技术与其他技术的不同之处在于信息技术是人类历史上已经实现的最具潜力和价值的工具、是最具影响力的技术革命、最可能付诸实施的技术革命。信息时代，生产力产生质的飞跃，生产关系发生变革。健康信息生态体系大数平台如图 9.1 所示。

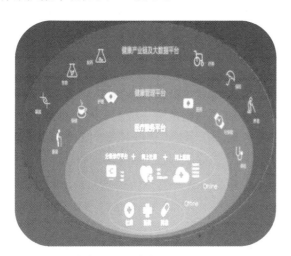

图 9.1　健康信息生态体系大数平台示意图

随着"十三五"医疗体制改革的深化，进入到建立健全基本医疗卫生制度关键时期，医疗信息化建设也随着正在发生革命性的变化。IT 的功能从支持基本的医疗服务、质量管理、提高工作诊疗效率等功能向以信息化为基础的智能数字化应用阶段迈进，同时从院内的业务系统的打造，逐渐发展成为医疗与 IT 相互融合的产物。

随着大数据、云计算、移动互联、人工智能等现代信息技术在医疗领域的广泛应用，在"互联网+医疗"、健康医疗云等时代潮流下，国内医疗行业在信息化领域的发展范畴发生了巨大变化。医疗信息化对优化健康医疗资源配置、创新健康医疗服务的内容与形式产生了重要影响，已成为深化医改、推进健康中国建设的重要支撑。

三、医疗卫生的信息技术革命

中国医院的信息化至今经历了三十年左右的时间，随着医疗业务的不断发展和促进医疗卫生侧供给的医疗改革目标的推动，医疗信息化大体经历了四个阶段：

第一阶段，医院信息系统，譬如，典型 HIS 系统；第二阶段，以病人临床信息为核心的医院信息系统，譬如，临床信息系统（CIS）、电子病历（EMR）。

开始临床数据中心（CDR）和信息集成平台的探索；第三阶段，区域医疗信息系统；譬如，RHIN 系统，开始为医院集团、联盟医院、医联体服务，并提供更智能和协同的服务，同时和卫生信息平台和智慧城市信息系统对接；第四阶段，由基础信息化向智能数字化应用快速迈进，物联网、大数据、云计算、人工智能等新兴信息技术的兴起。

最近几年随着业务、医药改革和技术的推动，以下应用系统日渐普及，或正在成为热点：

移动医疗（仅指医院内部的移动医疗）：移动医疗从开始科室级别的移动输液、婴儿防盗，发展为全院范围的移动查房、移动护理、HIS 及 PACS 的全院移动应用、院前和院后的挂号、随访和健康服务，甚至于一些新的应用和业务模式——移动划价和支付、院内导航和定位、120 急救等，实现了最后一米的接入和完整的闭环管理。

数据中心：统一的数据中心建设和容灾策略成为基础建设的一个重要问题；虚拟化数据中心和虚拟化桌面如何在合适场合应用以提高可靠性、安全性；特别是医院集团、医联体建设时如何规划系统，如何和现有系统的融合等都是挑战。

医院集成平台：随着医院信息系统的日益增多，特别是异构系统的增加，如何统一管理数据、应用数据，为管理和临床服务成为一个新的需求。

医疗业务协同：医院内外协作医疗（远程挂号、探视、随访等）、远程协同医疗（远程诊断、教学、质控、专科协作等）、统一媒体发布和管理的需求不断高涨。

其他热点和关注问题：临床信息系统（CIS）的扩大和深入应用、电子病历（EMR）的不断深入应用、信息化对医联体的支持、健康卡建设、病人隐私和数据安全等。

四、卫生信息化建设"支撑"医药卫生体制改革

医疗费用、质量和可及性是传统的"铁三角"关系，三者之间总是互相竞争，此长彼消。我国医药卫生体制改革实践过程中积累的一条重要经验就是"三医联动"，药品供应、医疗保健、医保支付无论按何种方式进行排序，其内在关系是永远无法改变的，即医药、医疗、医保都是为人群健康提供服务的。

在医疗卫生信息系统平台功能完善之前，由于缺乏及时有效的信息采集和反馈机制，无法准确把握医药、医疗、医保之间互动效果，三者之间的基本关系流程是，医疗保健机构自己建成体系，采购药品器械，然后开始提供医疗保健服务，最后由医保支付参保者费用。我国传统文化中，医药同源，医药不分家，可用"巧妇难为无米之炊"来形容医生和药品的共生关系。医药分开是要切断"以药养医"的不当利益链，而非使医药彻底分家。图 9.2 示意了医疗卫生信息平台的各相关方的关系网络图。

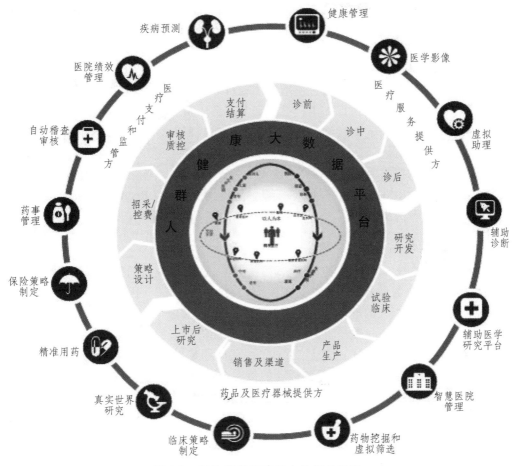

图 9.2　卫生信息化建设中的相关场景

图片来源：人工智能助力医疗体系科学发展。

第二节 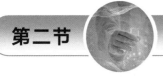 "三医联动"中的信息化建设

一、医疗健康保险信息化

医疗健康保险业是推动医改特别是公立医院改革的关键力量之一，因为医疗保险对于医保费用的支付方式、医疗卫生行业、消费者的行为方式有不可替代的作用。

医疗保险对于医疗卫生行业的作用至少有四点：第一，减轻医疗费用支出负担。第二，加强医疗风险管控，降低医疗费用。第三，调控医疗保健单位和从业人员及参保者的行为。第四，可以投资医疗服务业，增加医疗服务资源，促进医疗体制改革。特别是在互联网+时代，精于成本的保险企业，早已关闭耗费人力物力的实体保健机构，转而投入网络医疗保健领域。

医疗健康保险在降低医疗费用、调控医患行为及互联网+医疗方面与卫保健费用支出的强力调控作用源于以下六个理由。

（一）医保控费

医疗保险机构控制医疗费用过快增长的动机和有利条件。有控制医药费用过快增长的能力：通过是否纳入医保支出目录、调节医务人员和参保者消费行为、对于价格过高的药物、耗材进行有效控制，迫使其降低价格或回归合理价位等综合措施控制医药费用过快增长。

医疗保险机构控制医疗保健费用过快增长的有利条件，有电子病历/电子健康档案/个人健康档案（EMR/EHR/PHR）的帮助，有区域卫生信息平台（Regional HealthInformation Platform，RHIP）的协同支撑。

（二）医保支付调控

医疗保险支付方式具有调控作用。除了法律、法规和政府的强制措施之外，对医院及医生行为调节的最有力手段莫过于医疗费用的支付方式，因为支付方式决定了医疗保健机构及医生个人的经济补偿如何获得、得到多少。

传统的支付方式通过账单形式进行结算，只能进行事后审查监督，对于医疗活动的干预往往较晚。由于纸质记录易于修改，一些问题难以被发现，监管很难完全到位。而当代 IT 技术已经渗透到医疗保健活动的每一个环节，即时结算意味着医疗保险对于医疗保健活动已经具备可以随时随地审查监督的能力。

（三）控制不合理医疗费用支出的具体做法

医疗费用必然呈长期的增长趋势。在增长的费用里，既有合理的成分，也有一些不合理的成分。不合理的增长成分，比如说过度医疗、过度检查、大处方，甚至出现"套药保"的问题。要对这些不合规、不合理，甚至是非法的费用支出进行管控，需要借助现代化的信息系统。

（四）推动卫生信息化建设

（1）统一表单，建立全国或区域统一的登记报告表单、统一格式、统一内容。

如果能够达成真正的全国统一表单，经常出现的因数据统计口径不同而造成的差异则有望得到根本的改进。

（2）有效控制不合理医疗费用、提升医疗质量。

由社会医疗保险与商业医疗保险机构严格按照国家、市临床诊疗规范及相关政策标准联合开发的医疗费用监测信息平台对于控制不合理临床干预措施，降低费用支出，进而保障患者健康权益、提升医疗服务质量具有十分明显的实际效果。

（3）促进健康信息共享利用，健康医疗保险及人寿保险客观上需要参保者的健康相关信息，如个人既往史、家族史等，而与保险政策覆盖（投保）病种相关的门诊住院的病程、诊治、费用等记录更是重要。同时，这些记录必须是完整而连续的，这就要求居民相关健康信息不仅仅局限于某个机构或某个狭小区域，而应该包括全区域所有产生过与参保者相关的规范电子健康记录的机构以及归纳汇总的完整电子健康档案。

（4）提升健康档案管理水平，医疗保健机构所需要的健康信息实质上是具有法律效用的文档资料，因此，较一般的行业管理要求更为严格。以住院病历的归档期限为例，按相关规定，出院病历在患者出院后两周内归档。然而，现实绝非如此。许多医院的实际归档日期往往要滞后很多，严重者会造成遗失。这对居民个人电子健康档案的及时、完整、精确、共享均有不利影响，如果由第三方加以监管，则情形会大大改观。

二、药品、耗材、器械与卫生信息化

从医生这个行业诞生之日起，医和药无法分离，古今中外莫不如此。医药真正分家是在近代产业革命之后的事情，而且这种分家也是因为产业分工引发。医和药两个行业的终极目标是一致的，内在的联系是永恒的。因此，药品、耗材、设备流通与医疗健康行业改革发展永远紧密相关。在此，仅就由信息技术引发的医药行业的一些变化对医疗卫生领域信息化建设的直接影响进行探讨。

（一）药品信息编码

全国或区域统一的药品编码体系面对成千上万种药品、数十个不同品规，没有对其进行系统规范的统一编码，就一定是没有实现科学精细的管理。药品编码是否统一，直接影响到服务质量评估和费用控制，影响到疗效判断和精细化管理。期待在国家级平台建设中能从顶层设计改变这一状况。

2014 年国家已启动药品供应保障综合管理信息系统建设，计划制定编码与分类方法、信息共享管理办法等，并在药品供应、药品价格、合理用药、疗效质量评估、需求满足程度等方面进行监测和预警，实现所有省份互联互通、资源共享。

（二）设备与耗材信息编码

全国或区域医疗设备与耗材的统一编码体系与药品相似的是，大量的医用耗材和医疗设备同样缺乏统一的编码体系。

目前日益活跃行业协会和企业合作大力推出全国统一的采购网络平台。如 2015 年 7 月 18 日，中国医学装备协会在厦门举行的年会主题大会上，全国统一的中国医疗器械采购公共服务平台举行了正式运行启动仪式。

（三）移动终端应用

手机 App 已成为人们日常生活中不可或缺的常用工具之一，而手机用药 App 正是信息化手段与临床治疗紧密结合的项目。目前，厦门正在推行的以糖尿病、高血压为主要管理内容的"三师、两网、一签约"分级诊疗活动（三师共管：专科医师、全科医师、健康管理师；两网：糖友网、高友网；一签约：慢性病患者入网签约）使医生不会丢失病人，遵医依从性得以加强，疗效成为关注焦点，在这一创新性实践中，厦门首先是主管领导高度重视，集中解决了制约慢性病分级诊疗的体制机制方面的问题。同时，强化管理，使医生们认同移动医疗工具，并逐步使用这些工具。

（四）医药电商

医药电商成为新的投资热点药品贯穿于人的生老病死的整个过程，而且药品流通的每一个环节都有可能产生收入。相对于到医疗保健机构挂号排队等候，到店买药要简单方便许多。因此，医药电商在任何一个环节都能产生收入的同时，还可以帮助居民免除许多麻烦。我国的医药电商往往以四种企业类型出现：第一类，具备线下连锁药店、药品配送能力；第二类，药品生产企业进军医药电商；第三类，搭建第三方药品销售平台；第四类，企业自身成为独立垂直电商。

三、医疗服务价格与卫生信息化

（一）统一的医疗卫生服务项目编码体系

《全国医疗服务项目（2014 版）》已经对全国的医疗卫生服务项目进行了统一编码，然而，由于各市自治区的执行时间各异还没有形成完善体系。

（二）明确医疗服务价格信息化建设方向

信息化建设如何为制定客观的、能够反映医疗服务成本的科学定价提供帮助，可以从以下几点探讨。

医疗服务过程中直接发生的物化劳动费用和人力成本的统计，基本反映了医疗服务的直接支出，是医疗服务成本的重点，对这一部分费用支出进行完整细致的记录汇总，是准确计算医疗服务成本支出的重要基础。而目前的医院信息系统（Hospital Information System，HIS）都基本上能做到这一点。

医疗服务价格，必须全面考虑整个区域的成本水平，因此，需要整个区域的基础数据信息。这时，区域卫生信息平台就显得十分重要。然而，由于各医院对敏感经营数据的刻意保护，区域企业资源计划/医院资源计划建设是今后区域卫生信息平台建设的重要任务之一。

四、卫生信息化是深化医改不可或缺的技术支撑

掌握一个地区或某些人群的特定健康状况数据，是深化医改不可或缺的支撑，区域卫生信息平台建设为这一问题提供了解决方案。随时更新的、动态而完整的区域人口健康状况信息，可按卫生管理者各种需求随时调用和处理。问题的关键是管理者或科学研究工作者如何主动应用这一新的数据信息。目前，追切需要做的是宣传和普及信息化知识，进行传统统计分析时，应首先考虑区域卫生信息平台数据信息可否利用，或在进行传统统计调查的同时，对区域卫生信息平台数据进行比对分析和补充，以便逐渐用区域卫生信息平台数据取代费时耗力而又容易产生偏差的传统获取信息数据的方法。

患者长期健康状况、维护患者长期健康和高品质生活的医疗保健相关费用、慢性病的发病情况居民总体健康水平等，均可用区域卫生信息平台数据直接提取分析得出可靠结论。因此，卫生信息化建设，特别是区域卫生信息平台对于全方位、全周期保障居民健康具有不可替代的强大功能优势。

随着对更多数据分析处理和利用，有理由相信，居民健康档案数据和区域卫生信息平台数据将可能逐步替代耗时费力的传统获取数据的方法。

【思考题】

1. 具体叙述我国的医药电商有哪几种企业类型？
2. 谈谈卫生信息化对深化医改的重要性？
3. 阐述医疗费用、质量和可及性三者之间的关系？

参考文献

[1] 朱月琴，谭永杰，张建通，等. 基于 Hadoop 的地质大数据融合与挖掘技术框架[J]. 测绘学报，2015，44（S1）：152-159.

[2] 王培芳，顾兴林，刘建彬，等. 体医融合背景下运动处方师发展路径的研究[J]. 体育科学研究，2020（4）.

[3] 赵冠宇. 合理实施医药产业供应链信息化建设[J]. 中国管理信息化，2015，18（1）：98-99.

[4] 刘利德. A 疗养院健康管理研究[D]. 北京：对外经济贸易大学，2010.

[5] 汤少梁. 医药行业供应链的重构与传统医药配送系统的优化[J]. 上海医药，2008，29（2）：60-63.

[6] 梁朋雲. 树木对建筑小区风环境影响的模拟研究[D]. 邯郸：河北工程大学，2011.

[7] 本刊编辑部. 执行《室内空气质量标准》预防控制室内空气污染[J]. 中国建材科技，2003，12（1）：1-6.

[8] 刘宁，陈献，李超凡，等. 互联网 + 孕产妇保健管理流程优化与系统设计[J]. 中国数字医学，2019，14（12）：45-47.

[9] 赵彤. 我国体医结合健身模式现状与对策——以苏州市"阳光健身卡"为例[D]. 北京：北京体育大学，2016.

[10] 逄铧. 市级妇幼保健信息管理系统的设计与实现[D]. 济南：山东大学，2010.

[11] 李娜，翁惠玉. 数据挖掘技术在健康管理系统中的应用[J]. 微型电脑应用，2010，26（1）：56-58.

[12] 俞国培，包小源，黄新霆，等. 医疗健康大数据的种类、性质及有关问题[J]. 医学信息学杂志，2014，35（6）：9-12.

[13] 吕泽南. 基于互联网互联互通健身指导模式下的成年人运动处方素材库的建立[D]. 济南：山东体育学院，2017.

[14] 陈颖. 大数据发展历程综述[J]. 当代经济，2015（8）：13-15.

[15] 邱宏军. 健康服务平台实现方案[J]. 福建电脑，2011，27（12）：112-113.

[16] 钮立红. 医药供应链管理信息共享研究[J]. 信息系统工程，2010（5）：45-45.

[17] 陈碧江. 互联网 + 医疗之新型服务模式——健康管理[J]. 中国科技纵横，2018（24）：3.

[18] 李大伟. 老年人健康信息管理系统的开发[J]. 现代信息科技，2018，2（11）：18-19.

[19] 胡海峰. 智慧家庭健康服务系统的研究[J]. 科技视界，2018（26）：100-102.

[20] 闫树. 大数据：发展现状与未来趋势[J]. 中国经济报告，2020（1）：38-52.

[21] 李艳颖. 大数据技术专业发展现状及前景[J]. 环球市场信息导报，2018（37）：235.

[22] 于海涛. 基于 Hadoop 的并行化存储和处理方法及应用研究[D]. 天津：南开大学，2013.

[23] 朱超. 智慧健康服务系统的设计与实现[D]. 电子科技大学，2015.

[24] 罗丹，徐鸿雁，张诗雨. 大数据环境下智慧校园的设计与实现[J]. 计算机与现代化，2016（9）：109-114.

[25] 佚名. 中医特色社区健康管理模式的构建——以上海市长宁区经验为基础[J]. 卫生软科学，2019，33（6）：38-42.

[26] 李鑫. Hadoop 框架的扩展和性能调优[D]. 西安：西安建筑科技大学，2012.

[27] 张瀛洲，钱正超，陶敬武. 绿色建筑工程设计文件编制深度分析——以《绿色建筑评价标准》中"节地与室外环境"设计评价为例[J]. 建设科技，2015（12）：126-128.

[28] 王春容. 基于区域卫生信息平台的卫生管理决策支持系统研究[D]. 武汉：华中科技大学，2010.

[29] 贾旸. 保险行业大数据应用系统建设[J]. 中国金融电脑，2015（12）：38-41.

[30] 陈昌宝. 关于基层中医医院"治未病"中心建设的探讨[C]. 广州市中医药学会，2014.

[31] 陈霄. 中医健康管理系统的构建与应用[D]. 广州：广州中医药大学，2010.

[32] 苏福艳. 体力、体质与体适能辨析[J]. 体育时空，2015（11）：165-165.

[33] 王雪. 健康管理在社区运行的服务模式设计研究[D]. 石家庄：河北师范大学，2018.

[34] 王吉善，陈晓红，杜鑫，等. 大数据时代医院管理的新方法：从数字中寻找问题改进机会[J]. 中国卫生质量管理，2016（5）：21-22，29.

[35] 朱蓝玉，阎琪. "互联网＋"时代下社区养老护理研究[J]. 长春中医药大学学报，2018（4）：756-758.

[36] 周广银. 孕妇智能管理软件的研发及其在高危妊娠管理中的应用[J]. 中国医药指南，2017，15（16）：298-298.

[37] 朱东君. 浅谈居住区绿色建筑设计的方法[J]. 建筑工程技术与设计，2014（10）：947-947.

[38] 《智慧健康》编辑部. 健康大数据产业发展研究[J]. 智慧健康，2016，2（5）.

[39] 姜颖. 大数据视域下青少年体质健康数据分析处理系统研究与设计[D]. 济南：山东体育学院，2020.

[40] 吴薇. 大学生健康体适能自评体系的构建[J]. 当代体育科技，2013，3（7）：18-19.

[41] 路月仙，陈振楼，王军，等. 环境信息系统研究[J]. 环境科学与技术，2004（6）：52-54.

[42] 陈琦. 健康管理服务需求影响因素及对策——以镇江市为例[D]. 镇江：江苏大学，

[43] 严静. 以大健康产业推动合肥经济社会健康发展[J]. 中共合肥市委党校学报，2019（3）.

[44] 杨景柳，张红，崔晓峰. 中医治未病综合服务信息系统的设计与开发[C]. 中国中医药信息研究会理事大会暨学术交流会议，2013.

[45] 石祥雷. 基于 GIS 的新沂经济开发区环境管理信息系统研究[D]. 南京：南京理工大学，2011.

[46] 朱晓勃. 我国医院信息化建设现状与发展对策研究[J]. 现代仪器与医疗，2015，21（1）：76-79.

[47] 史霄波. 医疗健康数据特征学习模型研究[D]. 武汉：华中科技大学，2017.

[48] 王艳强. 普通高校学生体质健康测试数据平台的理论设计与构建[D]. 长春：吉林大学，2020.

[49] 杨盛兰. 综述厦门市妇幼保健信息系统[J]. 新课程学习（下），2011（9）：10.

[50] 周信德，庄永达. "健康中国"战略背景下"体医融合"发展路径构建研究[J]. 浙江体育科学，2020，42（3）：21-25，34.

[51] 马嘉子，周立伟，李学沧，等. "互联网＋"居家养老模式研究[J]. 智慧健康，2018，4（31）：24-26.

[52] 付媛媛. 电子健康档案建设研究[D]. 合肥：安徽大学，2014.

[53] 李明强. 健康档案数据仓库构建及数据挖掘技术研究[D]. 重庆：重庆医科大学，2011.

[54] 刘晖. 医养服务智慧健康管理系统的构建与思考[J]. 湖南工程学院学报（自然科学版），2020，30（1）：57-60.

[55] 陈明，王志军，王蓉，等. 基于大数据分析的 Android 手机上网方式切换应用研究[J]. 电信技术，2016（3）：26-28.

[56] 辛晃，易兴辉，陈震宇. 基于 Hadoop + MPP 架构的电信运营商网络数据共享平台研究[J]. 电信科学，2014，30（4）：135-145.

[57] 刘晓阳. 直播购物平台共性化关键技术的研究与应用[D]. 广州：广东工业大学，2017.

[58] 张坤. 进一步推进天保二期工程提升林业科学发展水平[J]. 内蒙古科技与经济，2014（11）：68-68.

[59] 郭丹丹. 大数据在会计档案管理中的应用前景[J]. 内蒙古科技与经济，2014（11）：69-72.

[60] 于中杰. 矿山事故预防方法研究[D]. 沈阳：东北大学，2015.

[61] 王蒙蒙. 基于数据消冗技术的大数据加密算法研究[D]. 郑州：华北水利水电大学，2013.

[62] 关雷，张弘. 大数据技术在网络安全分析中的应用研究[J]. 中国新通信，2019，21（15）：96.

[63] 杨国龙. 企业间大数据推荐引流系统研究与设计[D]. 长沙：湖南大学，2016.

[64] 胡冬冬. 基于 Spark 和 HDFS 的大数据分析平台的设计与优化[D]. 南京：东南大学，2018.

[65] 龙琦. 电子政务云平台设计与实现[D]. 长沙：湖南大学，2017.

[66] 贾旸. 保险行业大数据应用系统建设[J]. 中国金融电脑，2015（12）：38-41.

[67] 蔡勇. 智慧洪泽时空信息云平台关键技术研究与应用[J]. 江苏科技信息，2019，36（20）：41-44.

[68] 孙梦楠. 城市能源、经济、环境（"3E"）大数据平台功能构建及其应用研究[D]. 青岛：青岛科技大学，2018.

[69] 尹相儒. 基于 Sqoop 的数据转换平台设计与实现[D]. 南京：南京师范大学，2019.

[70] 张晶. 智慧交通 OD 分析系统的设计和构建[D]. 南京：南京邮电大学，2015.

[71] 于海涛. 基于 Hadoop 的并行化存储和处理方法及应用研究[D]. 天津：南开大学，2013.

[72] 罗丹，徐鸿雁，张诗雨. 大数据环境下智慧校园的设计与实现[J]. 计算机与现代化，2016（9）：109-114.

附录 1

中医健康状态辨识报告

科室：门诊/病历号

姓名	×××	编号	e210426152713
性别	男	项目	中医健康状态辨识报告
年龄	24 岁	日期	2021/4/26 15:27:13
身份证		设备名称及型号	中医体质辨识健康管理系统

面色信息输出

面色	局部特征		光泽	唇色
	两颧红	眼眶黑		
面色赤	无	无	少量	红

舌象信息输出

舌色	局部特征		苔色	苔质				舌形			
	边尖红	瘀点瘀斑		厚薄	腻	腐	苔剥	胖瘦	齿痕	点刺	裂纹
暗红，边尖红	有	无	苔白	薄	无	无	无	胖	有齿痕	无点刺	无裂纹

脉象信息输出

	脉位	脉率（times/min）	脉节律	脉力	紧张度	流利度	脉名提示
左手关部	适中	68times/min	匀齐	中	无弦、紧特征	无滑、涩特征	脉缓
右手关部	适中	68times/min	匀齐	中	无弦、紧特征	无滑、涩特征	脉缓

体质辨识

体质类型	平和质	气虚质	阳虚质	阴虚质	痰湿质	湿热质	血瘀质	气郁质	特禀质
评分（转化分）	65.63	09.38	03.57	90.63	09.38	08.33	07.14	07.14	03.57

体质判定标准（采用中华中医医学会ZYYXH/T157-2009《中医体质分类与判定》标准）	体质类型	条件	判定结果
	平和质	转化分≥60分；其他8种体质转化分均<30分	是
		转化分≥60分；其他8种体质转化分均<40分	基本是
		不满足上述条件者	否
	偏颇体质	转化分≥40分	是
		转化分30～39分	倾向是
		转化分<30分	否
体质分类判定结果		阴虚质	

医生签名：

设备的输出信息仅供临床参考。

体质辨识报告

科室：门诊/病历号

姓名 ×××	编号	e210426152713	
性别 男	项目	中医健康状态辨识报告	
年龄 24 岁	日期	2021/4/26 15:27:13	
身份证	设备名称及型号	中医体质辨识健康管理系统	

【 体质类型 】

阴虚质

【 易发疾病 】

易患虚劳、失精、不寐等病；感邪易从热化

【 体质得分 】

体质辨识分析图

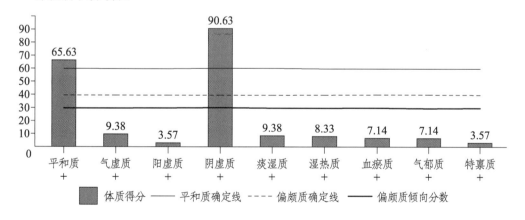

面色信息采集数据

科室：门诊/病历号

姓名	×××	编号	e210426152713
性别	男	项目	中医健康状态辨识报告
年龄	24 岁	日期	2021/4/26 15:27:13
身份证		设备名称及型号	中医体质辨识健康管理系统

面色参数

色彩空间	测量标准	面色、唇色						
		总体	额头	脸颊（左）	脸颊（右）	眼眶	鼻	唇色
Lab	L	48.61	34.22	44.15	44.15	45.06	52.65	34.91
	a	20.92	16.76	9.94	9.94	10.82	21.69	28.57
	b	21.22	10.31	18.09	10.31	10.79	22.57	16.29
颜色分类			面色赤					唇色红

舌象信息采集数据

科室：门诊/病历号

姓名	×××	编号	e210426152713
性别	男	项目	中医健康状态辨识报告
年龄	24 岁	日期	2021/4/26 15:27:13
身份证		设备名称及型号	中医体质辨识健康管理系统

舌色参数

色彩空间	测量标准	舌色					
		全舌	舌中	舌根	舌边（左）	舌边（右）	舌尖
Lab	L	45.29	49.07	36.06	44.59	41.80	51.66
	a	29.95	30.27	23.02	31.43	30.23	36.74
	b	12.78	12.13	10.59	13.60	13.54	16.37
舌色类别		舌暗红，舌边尖红	暗红				

苔色参数

色彩空间	测量标准	苔色					
		全舌	舌中	舌根	舌边（左）	舌边（右）	舌尖
Lab	L	42.77	48.62	28.97	47.25	-5.08	52.22
	a	27.20	30.74	17.77	31.30	0.00	30.81
	b	9.95	10.10	9.68	11.45	-0.00	14.26
苔色类别		苔白					

脉象信息采集数据

科室：门诊/病历号

姓名	×××	编号	e210426152713		
性别	男	项目	中医健康状态辨识报告		
年龄	24 岁	日期	2021/4/26 15:27:13		
身份证		设备名称及型号		中医体质辨识健康管理系统	

左手分段取压脉图　　　　　　　　　左手脉象 p-h 趋势图

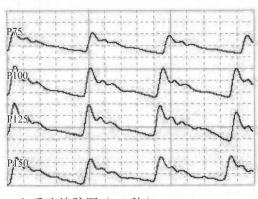
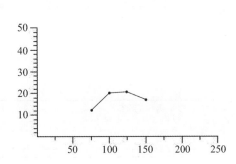

左手连续脉图（30 秒）

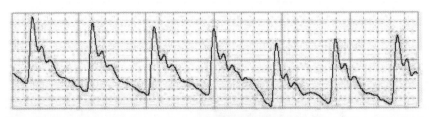

左手最佳压力脉图　　　　　　左手最佳脉图参数

t_1(s)	0.097	h_1(g)	20.776	As(g*s)	91.097
t_2(s)	0.188	h_2(g)	11.285	Ad(g*s)	56.693
t_3(s)	0.236	h_3(g)	12.741	A(g*s)	147.783
t_4(s)	0.307	h_4(g)	8.276	t(s)	0.881
t_5(s)	0.574	h_5(g)	0.973	t_5/t_4	1.87
h_3/h_1	0.618	h_4/h_1	0.398		
h_5/h_1	0.047	t_1/t	0.11		
w_1/t	0.102	w_2/t	0.073		
w_1	0.09	w_2	0.064		

右手分段取压脉图

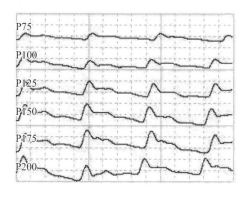

右手脉象 p-h 趋势图

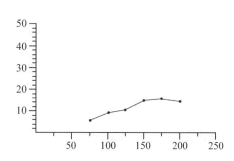

左手连续脉图（30 秒）

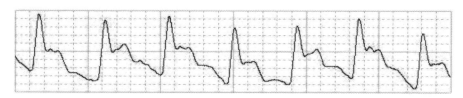

左手最佳压力脉图

左手最佳脉图参数

$t_1(s)$	0.109	$h_1(g)$	16.112	As(g*s)	75.021
$t_2(s)$	0.211	$h_2(g)$	8.459	Ad(g*s)	41.523
$t_3(s)$	0.257	$h_3(g)$	9.317	A(g*s)	116.544
$t_4(s)$	0.336	$h_4(g)$	7.635	$t(s)$	0.887
$t_5(s)$	0.551	$h_5(g)$	0.577	t_5/t_4	1.64
h_3/h_1	0.578	h_4/h_1	0.474		
h_5/h_1	0.036	t_1/t	0.123		
w_1/t	0.11	w_2/t	0.079		
w_1	0.098	w_2	0.07		

中医体质个性化调养建议

科室：门诊/病历号

姓名 ×××	编号	e210426152713
性别 男	项目	中医健康状态辨识报告
年龄 24 岁	日期	2021/4/26 15:27:13
身份证	设备名称及型号	中医体质辨识健康管理系统

中医体质评估报告

体质类型：阴虚质

体质概述：由于体内津液精血等阴液亏少，以口燥咽干、手足心热等虚热表现为主要特征的体质状态。

形体特征：体形偏瘦。

常见表现：手足心热，口燥咽干，鼻微干，喜冷饮，大便干燥，舌红少津，脉细数。

心理特征：性情急躁，外向好动，活泼。

发病倾向：易患虚劳、失精、不寐等病；感邪易从热化。

对外界环境适应能力：耐冬不耐夏；不耐受暑、热、燥邪。

春季养生要则

"春三月，此谓发陈。天地俱生，万物以荣，夜卧早起，广步于庭，被发缓形，以使志生，生而勿杀，予而勿夺，赏而勿罚，此春气之应，养生之道也。逆之则伤肝，夏为寒变，奉长者少。"

——《黄帝内经·四气调神大论篇》

根据我国传统历法，每年的春季是从阴历正月开始，至三月结束。这三个月又可分别称作：孟春、仲春、季春。这期间，将经历24节气中的六个节气的变换，它们分别是：立春、雨水、惊蛰、春分、清明、谷雨。

春季是气候从寒冷到炎热之间的过渡阶段，三个月中前后温差变化很大。此时人体需要及时适应外界变化的特点，为一年的身体健康打下良好的基础。因此，在一年的养生中春季养生的重要性显然不能被轻忽。

在经历了整整一个寒冷冬季的藏养之后，大地万物都迎来了新的生机。人体也开始由冬季收藏精微的状态，渐渐转化为推陈出新、生化气血、升发阳气的状态。而对春季人体功能起着作用的脏腑，则是肝脏。

春天，在肝脏功能的主导下，人体储蓄的精微转化为动能，在胆腑的协助下输送至人体各个脏腑，为新的一年里脏腑活动提供新的能源，这就是所谓的升发阳气。另一方面，人体脾胃系统，将一部分饮食精微传导给肝脏，在肝的作用下，生化为气血，作为营养传布至人体各器官、肢节、筋骨，从而完成人体一年中的新陈代谢。

春季的养生就是要遵循人体肝脏"生发"功能的特点，顺从而不妨碍，支持而不逆阻。在暖和的天气里，适当活动身体，散步、游玩、赏花、观鱼；不生气、不发怒，保持心情愉快、情绪条畅；饮食上要清淡、甘甜，这些都是能有益肝脏功能的养生要则，也就是《黄帝内经》中所说的"此春气之应，养生之道也"。换句话说，春天就是要用柔和的活动、饮食、情绪养"生发"、养"生命"。

个性化调养方案——饮食调养

《遵生八笺》中说："春三月，食味宜减酸益甘，以养脾气。"春季，肝脏升发阳气的功能正旺，而酸味的食物具有收敛之性，不利于阳气的升发，故应少食。甘甜的食物可以充养脾胃、柔和肝气，一方面可加强脾胃为肝脏输送精微的能力；另一方面能舒缓肝气，防止肝气郁滞。因此，春季的饮食养生原则应该是：适量增加甘甜的食物，同时减少酸味食物的摄入。

1. 养生食材

木耳

木耳，别名黑木耳、光木耳，是著名的山珍，可食、可药、可补，有"素中之荤"之美誉，被称为"中餐中的黑色瑰宝"。

《本草便读》记载木耳："性属甘平。滋养营阴治吐衄。"阴虚体质的人适量食用木耳，利用其味甘而能滋养营阴的作用，滋养不足的阴津，从而缓解口燥咽干、眼目干涩、五心烦热（即两手两足心发热，并自觉心胸烦热）、潮热盗汗（潮热，即每日午后或夜间发热；盗汗，即睡眠中出汗，醒后汗自停）、两颧发红、耳鸣等由于体内阴津亏虚引起的不适。

具体做法：食用前需将干木耳用水浸泡，最好换两到三遍水，以便最大程度清除有害物质。木耳生拌营养流失少，泡发木耳最好不要超过2个小时，这样可以减少营养素溶于水中的损失。若不习惯吃生拌的，可以将木耳泡发好后，用沸水迅速焯一下再拌。

注意事项：木耳不宜与田螺、萝卜、野鸡、野鸭同食。食用新鲜木耳后，经阳光照射会发生植物日光性皮炎，因此，食用干木耳相比起来更安全。便溏腹泻及大便不实者不宜。孕妇不宜多吃。

霉干菜

霉干菜，又名梅干菜、干冬菜、梅菜。《本草纲目拾遗》记载霉干菜："益血生津，补虚劳。"《中华本草》内记载霉干菜："性味咸苦，平。"霉干菜益血生津、补虚劳的作用指的就是它有补虚生津的作用，能够缓解口燥咽干、眼目干涩、心慌失眠、五心烦热（即两手两足心发热，并自觉心胸烦热）、潮热盗汗（潮热，即每日午后或夜间发热；盗汗，即睡眠中出汗，醒后汗自停）等不适，适宜阴虚体质的人食用。

具体做法：将其煮粥或与猪肉一起烹煮后食用，以加强滋养阴津的作用。

注意事项：霉干菜不可与羊肉同食，否则易致胸闷。

2. 养生茶

牛乳红茶

具体做法：取鲜牛乳 100 克，红茶、食盐适量。先将红茶煎煮成浓汁备用。再把牛乳煮沸，盛在碗里，和入备好的红茶汁，同时加入少许食盐，和匀后饮用即可。

功效：滋补阴精

3. 养生粥

猪肉粥

具体做法：取瘦猪肉、粳米各 100 克，猪肉汤、调料适量。原料洗净切好后，先将猪肉煸炒片刻，再加入猪肉汤、糯米烧开，转小火熬成粥，用调料调味即可。

功效：滋阴润燥

4. 养生汤

枸杞猪脑羹

具体做法：取枸杞子 20 克、猪脑 2 副。将枸杞子煎煮取汁后，放入猪脑煮成羹汤，加食盐调味即可。

功效：滋补阴精

5. 饮食禁忌

阴虚体质的人宜少食油腻、辛辣、性味温热等易损伤人体阴液的食物，如油炸物、辣椒、花椒、韭菜、桂圆、荔枝、虾、羊肉等。

个性化调养方案——经穴养生

1. 体质特效穴

太溪——养阴的"良药"

太溪穴，太，大的意思，也指它是肾经上最大的"溪流"。太溪穴是肾经的腧穴和原穴，这表明此穴既是本经经气汇聚之地，又是本经的"中转站"，气血精气在此汇聚以后，又将以此为源，向上输布。所以此穴在肾经的经气最旺。对于阴虚体质的人群，常按摩有滋阴补肾的作用，可缓解由阴虚引起的头晕目眩、口燥咽干、眼目干涩、心慌失眠、五心烦热等症状。

取穴方法：可采用正坐，平放足底，由足内踝尖往后推至凹陷，当内踝尖与跟腱间之中点即是本穴。

操作方法：按摩时，先用热水泡脚半小时左右，然后将脚擦干。将左脚架于右腿上，用右手拇指按揉本穴，也可以使用按摩棒或光滑的木棒按揉，注意力量柔和，以感觉酸胀为度，不可力量过大以免伤及皮肤。按揉十五分钟左右。然后换右脚，方法同上。

2. 春季选穴

三阴交——补阴要穴

三阴交是足太阴脾经一个养生的重要穴位。交，指交会。三阴交，该名意指足部肝、脾、肾三条阴经经脉的气血在本穴交会。春季阴虚体质的人往往出现失衡，阴虚无力制约阳气而使阳气生发过度，浮散在外。而三阴交滋阴养血的功能可以补阴并调节阴阳互生和相互转化制约的能力，恰好可以解决这一问题。

三阴交归属于脾经，脾为后天之本，脾的运化水谷精微功能旺盛，则饮食水谷方能化为精微，生成精、气、血、津液，以充养人体，而精微物质物化在体内则为"阴"。所以我们采取按揉三阴交的方法来促进"阴"的物化生成，以及阴阳的相互转化，重新恢复到阴阳平衡的状态，从而缓解由阴虚而引起的头晕目眩、腰酸腿软、自汗盗汗、口燥舌干等症。

取穴方法：取此穴位时可采用正坐的姿势，该穴位于足内踝尖上 3 寸（即食、中、无名、小指并起来的宽度），胫骨后方凹陷处。

操作方法：先用热水泡脚半小时左右，然后将脚擦干，将左脚架于右腿上，用右手的拇指或中指指端用力按压左侧三阴交穴，一压一放为 1 次，按压 50 次；然后改为先顺时针方向、后逆时针方向各按揉此穴 5 分钟，也可以使用按摩棒或光滑的木棒按揉，注意力量柔和，以感觉酸胀为度，不可力量过大以免伤及皮肤。然后换右脚，方法同上。

3. 循经拍打经络

足少阳胆经

人体经络在一年四季当中，每季度都有不同的经络当旺，与人体阴阳气血的变化相对应。春季是人体阳气生发的阶段，此时胆经当旺。《黄帝内经》云"凡十一藏皆取决于胆"，人体胆经中的气血是否通畅、旺盛是决定这一季度人体气血运行正常与否的关键所在。而要想保持人体阳气正常生发、气血通畅，最简单的方法就是敲胆经。

具体方法：可平坐亦可站立，手握空拳，自臀部环跳穴开始，沿大腿外侧从上往下敲打至外脚踝上方为一次，每天敲左右大腿各 100 次。力度要适中，可随时随地进行操作，不必拘泥。

个性化调养方案——下蹲运动

下蹲是最好的有氧经络运动，可活跃所有经络中的气血，加强足六经与督脉的活力，固肾精、强腰力，积蓄生命阳气，作为亚健康人群常规性养生方法，被称为超级健康法。对于糖尿病、免疫力低下、便秘等疾病有良好的防治作用。每人的身体素质不同，要量力而行、循序渐进。下蹲的姿势有四种，高蹲、半蹲、全蹲、直起直蹲。下蹲的次数，以每组蹲 20 到 30 次为宜，根据自己的体质，每天可做 2 至 3 组。

个性化调养方案——足浴保健

春季养生原则是养阳助阳，柔肝健脾。人体的阳气在经过一个冬天的潜藏之后，到了春天，借助肝气的推动之力，逐渐向上升发。中国有句民谚："春季泡脚，升阳固脱"。足浴既能帮助养护阳气，又可固护阳气，防止其升发太过。所以足浴成为了大众公认的非常好的一种养生保健方法。

对于阴虚体质的人来说，这段时间就应注意养阴润燥、泻火生津与助阳生发相结合，在养阴的同时配合柔肝补肾，使阴液充沛，阳气生发有源。在此推荐适合阴虚体质的泡脚方——春季育阴泻火汤。

组成：生地 20 克，盐炙黄柏、麦冬、女贞子、白芍各 10 克，墨旱莲 15 克。

原理：本方根据二至丸加味配比而来，可补肝益肾，滋阴养血；生地、麦冬合用养阴生津，清热凉血；再配以盐黄柏坚阴泻火；加白芍柔肝养血，养阴敛汗。诸药相合功效滋阴泻火，养阴生津，柔肝养血。

杞菊地黄汤：用枸杞、菊花各 15 克，生地 30 克煮水泡脚，亦有一定疗效。

注意事项：

1. 时间不能太长，以身上微微汗出为宜；
2. 饭后半小时内不宜泡脚，避免影响胃的消化吸收；
3. 泡脚用具最好能让双脚舒服地平放，水位以浸泡到小腿为宜；
4. 皮肤有外伤者忌用此方法；患有严重疾病者请在医生指导下应用。

七十二候养生历

孟春：春季的第一个月称孟春，主要是指从立春当天开始至惊蛰前一天的这段时间，期间包括立春和雨水两个节气。孟春这个月，自然中的寒气渐消，地下的热气逐渐升起，草木开始吐露芽胞。风吹到身上虽感觉仍有寒意，但比起冬季的西北风要缓和许多，天地间已经显现出一丝和煦之象。但是早晚气温依旧较低，此时仍需注意防寒保暖，以避免早春寒对人体带来的不利影响。

一候：东风解冻（立春—立春后 5 日）

说明此刻天地间的阳气已经开始生发出来，而阴气则渐渐收敛消退。大地此刻也变得慢慢温暖起来，万物从封藏的地下开始逐渐显露至地面，呈现出一派欣欣向荣的景象。

怡情易志

冬去春来，万物复苏。春季是最适合养生的季节，此刻天气回暖，阳气上升，人的肝气也随之旺盛，情绪特别容易波动，导致烦躁易怒。此刻当适时调节，如适量运动、听音乐、娱乐游戏、种花植草、旅游等，以缓解烦躁，保持心情舒畅。

二候：蛰虫始振（立春后 6 日—立春后 10 日）

经过一个冬季的潜藏，那些冬眠的动物也开始慢慢做一些动作，为春天的醒来做些准备活动。说明此时动物体内的阳气也开始逐渐生发，而动物自身则从深睡安静的状态中渐渐地复苏过来了。

梳头以通达阳气

做法：用十指或者木梳，从前额正中开始，顺着经络走向，以均匀的力量，向头顶部、枕部、颈部梳划，然后再梳两侧，动作要缓。每日早中晚各一次，每次 100 下左右，梳至头皮微热为宜。

功效：通达阳气，宣行瘀滞，疏利气血。

三候：鱼陟负冰（立春后 11 日—立春后 15 日）

在水中潜藏一冬的鱼儿们，此刻感受到地下逐渐上升的阳气的推动，慢慢浮向水面。这时气温依然较低，水面上仍有未完全融化的碎冰，当鱼上浮游弋时背部难免会碰及浮冰，因而出现了鱼背着碎冰到处游的现象。

"春捂"防春寒

不可过早脱下厚衣，当遵循"春捂秋冻"的原则，尤其要注意下半身的保暖。因为，虽然此时阳气已经生发，但地面的气温依旧较低，如果不注意保暖防寒，很容易导致机体抵抗力下降。

四候：獭祭鱼（雨水—雨水后 5 日）

水獭在此刻将捕获的鱼摆在岸边先晾晒，看上去像是在祭拜。其实水獭是感觉到此时的鱼儿经过一个冬季的潜藏后，体内的阴寒之气比较凝重，立即食用会影响自身体内阳气的生发，有悖"春夏养阳"的原则，所以水獭才将鱼捕获后先晾晒，让其吸收阳气以规避阴寒伤身。

左右开弓

1. 自然站立，调整呼吸；两腿分开，与肩同宽，双手屈肘举起与胸齐平；

2. 两手空握拳且向外用力，左手往身体左侧伸直，右手作挽弓状，双腿成马步式站立；

3. 然后更换右手伸直，左手挽弓。这样左右交替反复 30-40 次为一遍，注意频率在 5 秒钟左右完成一次拉弓动作，每天以 3 遍为宜。

五候：候雁北（雨水后 6 日—雨水后 10 日）

大雁北飞是因为大雁比较适应不冷不热的气候。所谓候鸟北飞恰恰是赶上一年中阳气生发最快的时候，自南向北的过程中，气候温度逐渐升高，等候鸟到达目的地时，北方原本严寒的地带也正好处于阴阳平衡的状态，且温度和降水量都很适合其生长繁育，也不易生病，所以候鸟才会每年不惜劳苦地南北长途迁徙。

嘘字诀调肝

1. 直立或者端坐，自然呼吸，身心放松；

2. 用鼻缓缓吸气至满，同时将腹部鼓起；

3. 闭气，至气急，做"嘘"字口型慢慢将气呼出；

4. 以上 2、3 步动作为一次，反复做二十四次。

注意事项：

1. 做"嘘"字口型呼气的时候，不能让耳朵听到呼吸的声音，只是想象自己发"嘘"字音；

2. 在症状好转之后即可停止这种锻炼方法。

六候：草木萌动（雨水后 11 日—雨水后 15 日）

这一候，是阴阳交泰、万物生长的关键时机。天地万物生机盎然，草木开始长出嫩芽，生发之势不可阻挡。这时的阳气表现出将要超越阴寒之气的态势，并逐渐发展壮大。因此，颐养阳气，帮助阳气快速生长是此候中养生的核心关键。

正月调肝坐功

1. 平卧床上，两足自然分开，与肩同宽，全身放松，自然呼吸，鼻吸口呼；

2. 呼气时，两手捂口（不能紧捂），取呼出的水津气，轻摩面部，摩面时闭气；

3. 至气急欲呼气时，暂停摩面，徐徐呼气，慢慢吸气；

4. 以上 2、3 步动作为一遍，连续做十五遍。

功效：散发肝经病邪，补肝明目，润养肌肤。

仲春：春季的第二个月称仲春，主要是指从惊蛰当天开始至清明前一天的这段时间，期间包括惊蛰和春分两个节气。自然界中的阳气经过早春孟月的累积，到了仲春时节寒气已经渐趋缓和。但此时雨水或风偏多，气温上下波动较大，时阴时晴，时雨时风。故仍应注意防寒保暖。

一候：桃始华（惊蛰—惊蛰后 5 日）

惊蛰之初，天气渐暖，桃花的花苞展露，给人一种生气蓬勃、春意盎然的感觉。天地间的阳气不断得到充实和生发，万物的生命力——阳气，也随之充溢。休养了一个冬季后，它们通过那一个个的花蕾向外展现生命的力量，那一触即放的势态正是生命力勃发的写照。

早睡早起

春季，晚上不要睡得太迟，早上要早起，养成早睡早起的习惯，以适应自然界的生发之气。起床后不要戴帽子或捆扎头发，穿些宽松的衣物，在庭院里做一些简单的导引运动，四肢做些伸展运动，舒展一下形体，这样可以使精神迅速振奋起来。

二候：仓庚鸣（惊蛰后 6 日—惊蛰后 10 日）

仓庚，就是黄鹂，也称黄莺。惊蛰之后，蛰伏一冬的昆虫都开始活动了。这时，以昆虫为食的鸟儿也开始活跃起来。黄鹂鸟的鸣叫声尤为悦耳，往往让闻者陶醉。因此，古人将这一候称为：仓庚鸣。

明目功法

做法：睡醒时，保持眼睛微闭，以两手拇指背相互摩擦致热，然后按摩眼睛十四次；仍闭眼，左右转动眼球各七次；再紧闭一会儿，然后猛然睁大双眼。功效：清肝明目，疏通气血，驱邪安神。常用此法可使人耳目聪颖，精力充沛。

三候：鹰化为鸠（惊蛰后 11 日—惊蛰后 15 日）

在惊蛰节气前后，动物开始繁殖。鹰和鸠的繁育途径大不相同，鹰开始隐藏起来繁育后代，而原本蛰伏的鸠则开始鸣叫求偶，周围的鸠一下子多起来而鹰不见了，古人就误以为是鹰变鸠。

辟温健体药浴

组成：升麻 20 克、独活 30 克。

功效：二者合用，煮水沐浴，可以祛风、散寒、温经通络，增加人体抵抗力。在预防春季常见传染病的同时，亦可以促进阳气顺利生发。

"玄"指黑色，燕子色黑，故古人称其为"玄鸟"。春分时节，北方自然界的阴阳变化基本处于一个比较和谐的平稳过渡时期，一般不会出现太多的恶劣气候，非常适合动物繁育后代。因此，燕子会不远万里从南方飞回北方产卵，孵化幼雏。

春季谨防宿疾诱发

春季阳气初升，天气日渐转暖，在万物复苏的同时，各种致病因素也活跃起来。再加上春季气候变幻不定，天气忽冷忽热，素有旧疾的人一旦被春天的邪气侵犯，就会精神昏倦，旧病容易复发。所以，春季除了要注意适时增减衣物外，还要加强锻炼，注意饮食的调养，以预防宿疾的诱发。

五候：雷乃发声（春分后 6 日—春分后 10 日）

当云层中正负电荷产生雷电之时，周围的空气与水滴会迅速膨胀，并产生巨大的冲击波。这种强烈的冲击波引起极大的声响，这就是雷声。古人认为，雷声是阴阳之气交合的现象，预示着春天万物的铮铮向荣就此展开了。

居住要防潮

谷雨之后，雨水渐渐地多起来。这时候，我们要注意防范湿气的侵袭。湿为阴邪，易伤阳气，甚至导致湿邪入内困脾，影响脾胃正常的消化吸收功能，会对人体造成不利影响。

防潮除湿方法：晴天的时候开窗通风，室内放干燥剂调节空气湿度。

六候：始电（春分后 11 日—春分后 15 日）

天地间阴寒之气已经消散，气候逐渐温暖起来。地面温度上升造成了大量水汽蒸腾上升形成积雨云，随着云层的不断增厚，在正负电荷的作用下，产生瞬间放电，空气被打开一条狭窄的放电通道，周围的空气会达到 6 000～20 000 ℃，这样我们就看到了闪电。古人认为闪电是由于天上阴阳二气激搏而成，能消弭寒气，可以使气候变得温暖。

二月调肝坐功

1. 着地平坐，两足前伸，全身放松，两手掌心向下，分别轻按两侧大腿上，自然呼吸；

2. 深吸气后闭气，两手相叠，按压左侧大腿上，上身向右侧倾，待倾向右侧至不能再倾时，

改为向左侧倾；待倾向左侧不能再倾时，改为向右侧倾，如此反复左右互倾；

3. 至气急欲呼气时，暂停动作，恢复平坐姿势，徐徐呼气，慢慢吸气；

4. 深吸气后闭气，两手相叠，按压右侧大腿上，上身先向左侧倾，然后做如上反复左右互倾的动作；

5. 以上 2、3、4 步动作为一遍，连续做五遍。

功效：本势有补肝明目、舒达胸胁，以及疏通腰背部气血的作用。

季春：春季的第三个月称为季春，主要是指从清明当天开始至立夏前一天的这段时间，期间包括清明和谷雨两个节气。季春时节，雨水和风依然会时不时光顾，但自然界已经呈现出"绿叶红花似繁锦"的景象。此时阳光和煦，气候温暖，非常适合郊游踏青和运动锻炼。但是由于此刻阳气处于快速生发阶段，万物都进入快速生长期，传染性和季节性疾病也进入快速暴发期，因此人们在这个时候特别需要注意增强机体免疫力，保持情绪乐观，积极帮助机体应对季节转换时产生的不良反应，使人体保持健康。

一候：桐始华（清明—清明后 5 日）

在这个时节，泡桐开始生长，花满枝头，香随风至，若有若无。泡桐是种不耐寒的植物，它的盛开预示天地间的阳气已经充溢、活跃，动植物乃至人体都即将进入一年中最旺盛的生长期。

运动和情志

坚持锻炼则能舒筋活络，有益肝脏健康，各人应根据自身体质状况，选择适宜的锻炼项目。运动方式以缓慢柔和较为适宜，如太极拳、太极剑、漫步等。

二候：田鼠化为鴽（清明后 6 日—清明后 10 日）

此时整体气候变暖，怕热的田鼠开始躲回洞穴了，因此古人认为田鼠为至阴之物，

阳气一盛，它便会消失。而被古人认为是至阳之物的驾鸟（鹌鹑）则偏爱温热的气候，所以它会在这个时节频繁出来活动。

搓耳法

做法：用双手的拇指与食指上下摩擦左右耳的耳轮多次。

功效：经常搓耳，可以起到疏通经络，使气血通畅的作用，而且有助于提高听力。

三候：虹始见（清明11日—清明后15日）

在这个时节，雨后的天空开始有彩虹的出现。古人认为，这是阴阳之气交会的结果。此时天地之气五阳已生，阴气余一且即将藏匿，所以古人认为云层薄了，阳光照到雨滴上则生成了彩虹。这表明阳气愈壮而阴气渐弱，顺应天时以促阳气生发。

伸伸懒腰防春困

俗话说："春困秋乏"，春困不是病，而是一种正常的季节性变化时出现的生理现象，特别是在春日的下午，人们工作学习时间长了，就会感到特别疲乏。这时候伸个懒腰，就会马上觉得全身舒展，精神爽快，十分自在。即使在不疲劳的时候，有意识地伸几个懒腰，也会觉得舒适。伸懒腰可以说是春季最简单有效的养生方法。每天早晨刚睡醒，在床上伸个懒腰，人感到浑身轻松，睡意顿消；工作劳累时伸个懒腰，会使人立刻恢复精力。

四候：萍始生（谷雨—谷雨后5日）

这个时节，气温明显升高了。由地下生发出来的阳气充溢着河水，原本处于阴寒河水里的浮萍种子在阳气的鼓动下，也随之大量繁殖。

推背养阳法

做法：将掌根部着力于背部皮肤，手指伸直。然后肘关节屈伸运动，带动掌面沿背部正中线两侧，即足太阳膀胱经的循行路线，从上至下作单方向推进，连续操作十次。

功效：常习推背法，可以疏通人体气血，养护人体阳气，起到通经活血、宽胸理气、提高人体抵抗力的作用。

五候：鸣鸠拂其羽（谷雨6日—谷雨后10日）

此刻气候比较温暖和煦，经常可以见到阳光照耀下的斑鸠、布谷站在树枝上，拍打着翅膀并发出悦耳的鸣叫声。这是它们在借着鸣叫和翅膀的扇动将体内的阳气舒展开来，以利于接下来的觅食和飞翔运动。

春季房事养生

春季阳气生发，万物复苏，呈现欣欣向荣的景象，人们也普遍感到心情舒畅，在生理上开始出现性欲的萌动。养生名著《养性延名录》中说："春，三日一施精；夏及秋，一月再施精；冬常闭精勿施"。由此我们可以看出，一年四季中，春季应当是房事频率最高的季节。但也告诫人们要适度，应该三日才能泄一次精。因阳气在春天是一个逐渐增强的过程，适度的房事，会有助于阳气的发散，对人体是有好处的，但要注意适度才好。

六候：戴胜降于桑（谷雨11日—谷雨后15日）

戴胜鸟停栖在桑树枝上，告诉蚕农新的一年忙碌已经开始了。这种鸟头顶部生有冠毛（头为诸阳之汇），所以性属阳。它出来活动就预示着此刻阳气已相当旺盛了。

三月调肝坐功

1. 盘腿正坐，全身放松，两手掌心向下，分别轻按两侧大腿上，自然呼吸；

2. 深吸气后闭气，两手徐徐上提，在胸前部左手向左上方推出，右手向右下方按压；

3. 至气急欲呼气时，两手慢慢内收，恢复到正坐姿势，徐徐呼气，慢慢吸气；

4. 深吸气后闭气，两手徐徐上提后，改为右推左压，做如前动作；

5. 如此左推右压、右推左压为一遍，连续做五遍。

功效：补肝调脾。

阴虚体质的人是由于体内津液精血等阴液不足造成的，运动的时候往往容易出现出口渴干燥、面色潮红、小便少等症状。所以阴虚体质的人只适合做中小强度、间断性的身体练习。

阴虚质的人大部分消瘦，容易上火，皮肤干燥等。可以适当进行游泳锻炼，这样可以及时滋润肌肤，缓解皮肤干燥。还可以选择太极拳、太极剑、八段锦、气功等动静结合的传统健身项目。锻炼时要控制出汗量，及时补充水分。忌夏练三伏和桑拿。

若您已患疾病，请您接受医院的检查治疗和相应指导。

若您已患糖尿病、高脂血症、脂肪肝、痛风、高血压等疾病，请遵照相关饮食指导进行合理调养。

例如：糖尿病应少食含糖量高的食物；高脂血症、脂肪肝应避免食用含高胆固醇、高糖、高脂肪的食物；痛风对海鲜、豆制品等含嘌呤较高的食物，以及啤酒都需禁食；高血压应少食含盐量过高的食物。

若您是特禀质，请根据自己的实际情况合理"挑"食，远离发物。

根据体质的易患疾病，请您提高警惕，定期进行检查。

如有疑问，请咨询医生！

中医药适宜技术干预方案

科室：门诊/病历号

姓名 ×××	编号	e210426152713
性别 男	项目	中医健康状态辨识报告
年龄 24 岁	日期	2021/4/26 15:27:13
身份证	设备名称及型号	中医体质辨识健康管理系统

普通人阴虚体质治疗方案——中成药

六味地黄丸

成份：熟地黄、山茱萸（制）、牡丹皮、山药、茯苓、泽泻。

功能主治：滋阴补肾。

规格：小蜜丸，每盒装 120 丸。

用法用量：口服。一次 8 丸，一日 3 次。

选方出处：2012 年医保目录乙类非处方药物。

二至丸

成份：女贞子、墨旱莲。

功能主治：补益肝肾，滋阴止血。

规格：水蜜丸，每 40 粒重 3 克，每袋装 9 克，每盒装 10 袋。

用法用量：口服，一次 9 克，一日 3 次。

选方出处：2012 年医保目录乙类非处方药物。

普通人阴虚体质治疗方案——耳穴

取穴：肝、神门、心、脾、胃。

方法：每次取 3~4 穴。耳廓常规消毒后，将胶布剪成 0.8 cm×0.8 cm 大小，放 1 粒王不留行籽粘上，随即贴压在所选耳穴上，由轻到重按压数十下。阴虚证用中等刺激强度。患者每日自己按压耳贴 3~5 次，每次每穴按压 1~2 分钟。

疗程：每隔 1~2 天换贴压另一侧耳穴。10 次为一疗程。休息 10~15 天，再做下一疗程治疗。

普通人阴虚体质治疗方案——穴位贴敷疗法

取穴：神阙。

方药组成：五倍子 30 克，何首乌 30 克。

方法：将上两味药研末醋调，取适量于晚上临睡前贴敷神阙穴，外盖塑料薄膜，再用胶布密封固定。敷 1 天后取下。

疗程：每日 1 次。

普通人阴虚体质治疗方案——毫针刺法

取穴：神门、内关、手三里、复溜、三阴交、太溪。

方法：各穴均用平补平泻法，以补法为主，针刺每次留针 20 分钟。此法有益气滋阴、养精益血的作用。

疗程：隔日 1 次，连续治疗 10 次。

普通人阴虚体质治疗方案——穴位电疗

取穴：三阴交、太溪一组；阴谷、照海一组。

方法：经络（穴位）治疗仪请参考国家中医药管理局《中医诊疗设备评估选型推荐品目》，具体治疗操作请参见相关治疗设备说明书。

疗程：每次治疗时间为 15～20 分钟，每天 1 次，7 天为一疗程，疗程之间至少要休息 3 天。

注意事项：

治疗电极是一次性使用品，不可反复使用。使用时电极的放置应避开人体的心脏部位及胸部，以免电脉冲影响心脏造成不适。皮肤擦伤，化脓性炎症，做治疗时，电极要避开伤口处，以免刺痛和加重伤口。

请在医生的指导下使用，尤其是无自主能力的患者、小孩、孕妇、有心脏病和糖尿病、肝硬化的患者应在医生或专业人士指导下使用。体内有置入金属器材的患者禁止使用。

普通人阴虚体质治疗方案——艾灸疗法

取穴：足三里、中脘、关元、气海、肾俞、照海、复溜。

灸法：每次随症选取 1～2 个穴，艾条温和灸，每穴 2～3 分钟，或艾炷灸 3～5 壮。

疗程：每日或隔日灸治 1 次，7 次为一疗程，疗程间隔 3～5 天。

注意：阴虚阳盛者慎用灸法。

普通人阴虚体质治疗方案——刮痧疗法

取穴：内关、神门、三阴交、阴陵泉、太溪、肾俞。

操作方法：① 仰卧位，刮内关、神门、三阴交、太溪、阴陵泉穴，以皮肤潮红为度。② 俯卧位，刮肾俞穴，以皮肤潮红为度。刮痧采用平补平泻法，刮至皮肤微有热感或皮肤微微发红即可，不必刻意追求出痧。

刮痧后嘱患者多饮白开水，当天勿洗浴，注意保暖。

疗程：初次治疗时间不宜过长。一般 10 次为一疗程。

普通人阴虚体质治疗方案——拔罐疗法

取穴：心俞、肾俞、三阴交。

方法：操作时，病人取坐位，选取中口径玻璃罐以闪火法吸拔诸穴 10 分钟。此法有滋阴降火的作用。

疗程：一般每日或隔日 1 次，10 次为一疗程。

普通人阴虚体质治疗方案——足浴保健

（1）春季阴虚体质的泡脚方——春季育阴泻火汤。

组成：生地 20 克，盐炙黄柏、麦冬、女贞子、白芍各 10 克，墨旱莲 15 克。

（2）夏季阴虚体质的泡脚方——夏季育阴泻火汤。

组成：生地20克，盐炙黄柏、麦冬、女贞子、玄参各10克，墨旱莲、银花藤各15克。

（3）秋季阴虚体质的泡脚方——秋季育阴泻火汤。

组成：生地20克，盐炙黄柏、麦冬、女贞子、玄参各10克，墨旱莲15克，五倍子6克。

（4）冬季阴虚体质的泡脚方——冬季育阴泻火汤。

组成：生地20克，盐炙黄柏、麦冬、女贞子、墨旱莲各10克，补骨脂、山茱萸各15克。

操作方法：将以上药材放入锅中，加水煎煮20分钟，取药液倒入药桶内，泡脚用具最好能让双脚舒服地平放，水位以浸泡到小腿为宜，药液最低要没过脚踝，水温以40℃为宜，以全身微微出汗为佳。

注意事项：

泡脚时间不宜过长，以15～20分钟为宜。在泡脚过程中，由于人体血液循环加快，时间太长的话，容易增加心脏负担。老年人应格外注意，如果有胸闷、头晕的感觉，应暂时停止泡脚，马上躺在床上休息。饭后半小时不宜泡脚，最好是饭后1小时后再泡脚。

附录 2

关于印发国家健康医疗大数据标准、安全和
服务管理办法（试行）的通知

国卫规划发〔2018〕23 号

各省、自治区、直辖市及新疆生产建设兵团卫生计生委，委机关各司局，委直属和联系单位，国家中医药局：

为加强健康医疗大数据服务管理，促进"互联网＋医疗健康"发展，充分发挥健康医疗大数据作为国家重要基础性战略资源的作用，根据相关法律法规，我委研究制定了《国家健康医疗大数据标准、安全和服务管理办法（试行）》（可从国家卫生健康委员会官网下载）。现印发你们，请遵照执行。

国家卫生健康委员会
2018 年 7 月 12 日

（信息公开形式：主动公开）

国家健康医疗大数据标准、安全和服务管理办法
（试行）

第一章　总则

第一条　为加强健康医疗大数据服务管理，促进"互联网＋医疗健康"发展，充分发挥健康医疗大数据作为国家重要基础性战略资源的作用，根据《中华人民共和国网络安全法》等法律法规和《国务院促进大数据发展行动纲要》《国务院办公厅关于促进和规范健康医疗大数据应用发展的指导意见》《国务院办公厅关于促进"互联网＋医疗健康"发展的意见》等文件精神，就健康医疗大数据标准、安全和服务管理，制定本办法。

第二条　我国公民在中华人民共和国境内所产生的健康和医疗数据，国家在保障公民知情权、使用权和个人隐私的基础上，根据国家战略安全和人民群众生命安全需要，加以规范管理和开发利用。

第三条　坚持以人为本、创新驱动，规范有序、安全可控，开放融合、共建共享的原则，加强健康医疗大数据的标准管理、安全管理和服务管理，推动健康医疗大数

据惠民应用，促进健康医疗大数据产业发展。

第四条 本办法所称健康医疗大数据，是指在人们疾病防治、健康管理等过程中产生的与健康医疗相关的数据。

第五条 本办法适用于县级以上卫生健康行政部门（含中医药主管部门，下同）各级各类医疗卫生机构、相关单位及个人所涉及的健康医疗大数据的管理。

第六条 国家卫生健康委员会（含国家中医药管理局，下同）会同相关部门负责统筹规划、指导、评估、监督全国健康医疗大数据的标准管理、安全管理和服务管理工作。县级以上卫生健康行政部门会同相关部门负责本行政区域内健康医疗大数据管理工作，是本行政区域内健康医疗大数据安全和应用管理的监管单位。

各级各类医疗卫生机构和相关企事业单位是健康医疗大数据安全和应用管理的责任单位。

第二章 标准管理

第七条 健康医疗大数据标准管理工作遵循政策引领、强化监督、分类指导、分级管理的原则。

第八条 国家卫生健康委员会负责统筹规划、组织制定全国健康医疗大数据标准，监督指导评估标准的应用工作，在已有的基础性通用性大数据标准基础上组织制定健康医疗大数据标准体系规划，负责制定、组织实施年度健康医疗大数据标准工作计划。省级卫生健康行政部门（含省级中医药主管部门）负责监督指导评估本地区健康医疗大数据标准的应用工作，依据国家健康医疗大数据标准体系规划，结合本地实际，负责指导和监督健康医疗大数据标准体系在本省域内落地执行。

第九条 国家卫生健康委员会鼓励医疗卫生机构、科研教育单位、相关企业或行业协会、社会团体等参与健康医疗大数据标准制定工作。公民、法人或者其他组织可提出制修订健康医疗大数据标准的立项建议，并提交相应标准项目建议书。

第十条 国家卫生健康委员会负责统一组织实施，择优确定健康医疗大数据标准起草单位和负责人，提倡多方参与协作机制，由各相关单位组成协作组参与标准起草工作。

第十一条 健康医疗大数据标准起草、审查及发布的程序和要求，按照国家和行业有关规定执行。

第十二条 卫生健康行政部门应当对健康医疗大数据标准的实施加强引导和监督，充分发挥各级各类医疗卫生机构、相关企业等市场主体在标准应用实施中的积极性和主动性，建立激励和促进标准应用实施的长效管理机制。

第十三条 卫生健康行政部门应当建立相应的健康医疗大数据标准化产品生产和采购的激励约束机制，卫生健康行政部门要积极推进健康医疗大数据标准规范和测评工作，并将测评结果与医疗卫生机构评审评价挂钩。

第十四条 国家卫生健康委员会加强健康医疗大数据技术产品和服务模式的标准体系及制度建设，组织对健康医疗大数据标准应用效果评估工作，并根据评估情况，对相关标准进行组织修订或废止等。

第十五条 国家卫生健康委员会基于卫生标准管理平台，动态管理健康医疗大数据标准的开发与应用，对各级各类医疗卫生机构和企事业单位的标准应用情况进行动态监测。

第三章 安全管理

第十六条 健康医疗大数据安全管理是指在数据采集、存储、挖掘、应用、运营、传输等多个环节中的安全和管理，包括国家战略安全、群众生命安全、个人信息安全的权责管理工作。

第十七条 责任单位应当建立健全相关安全管理制度、操作规程和技术规范，落实"一把手"责任制，加强安全保障体系建设，强化统筹管理和协调监督，保障健康医疗大数据安全。

涉及国家秘密的健康医疗大数据的安全、管理和使用等，按照国家有关保密规定执行。责任单位应当建立健全涉及国家秘密的健康医疗大数据管理与使用制度，对制作、审核、登记、拷贝、传输、销毁等环节进行严格管理。

第十八条 责任单位应当采取数据分类、重要数据备份、加密认证等措施保障健康医疗大数据安全。责任单位应当建立可靠的数据容灾备份工作机制，定期进行备份和恢复检测，确保数据能够及时、完整、准确恢复，实现长期保存和历史数据的归档管理。

第十九条 责任单位应当按照国家网络安全等级保护制度要求，构建可信的网络安全环境，加强健康医疗大数据相关系统安全保障体系建设，提升关键信息基础设施和重要信息系统的安全防护能力，确保健康医疗大数据关键信息基础设施和核心系统安全可控。健康医疗大数据中心、相关信息系统等均应开展定级、备案、测评等工作。

第二十条 健康医疗大数据相关系统的产品和服务提供者应当遵守国家有关网络安全审查制度，不得中断或者变相中断合理的技术支持与服务，并应当为健康医疗大数据在不同系统间的交互、共享和运营提供安全与便利条件。

第二十一条 责任单位应当依法依规使用健康医疗大数据有关信息，提供安全的信息查询和复制渠道，确保公民隐私保护和数据安全。

第二十二条 责任单位应当按照《中华人民共和国网络安全法》的要求，严格规范不同等级用户的数据接入和使用权限，并确保数据在授权范围内使用。任何单位和个人不得擅自利用和发布未经授权或超出授权范围的健康医疗大数据，不得使用非法手段获取数据。

第二十三条 责任单位应当建立严格的电子实名认证和数据访问控制，规范数据接入、使用和销毁过程的痕迹管理，确保健康医疗大数据访问行为可管、可控及服务管理全程留痕，可查询、可追溯，对任何数据泄密泄露事故及风险可追溯到相关责任单位和责任人。

第二十四条 建立健全健康医疗大数据安全管理人才培养机制，确保相关从业人员具备健康医疗大数据安全管理所要求的知识和技能。

第二十五条 责任单位应当建立健康医疗大数据安全监测和预警系统，建立网络安全通报和应急处置联动机制，开展数据安全规范和技术规范的研究工作，不断丰富网络安全相关的标准规范体系，重点防范数据资源的集聚性风险和新技术应用的潜在性风险。发生网络安全重大事件，应当按照相关法律法规和有关要求进行报告并处置。

第四章　服务管理

第二十六条　国家卫生健康委员会负责制定健康医疗大数据应用领域相关规范、标准，建立健康医疗大数据应用诚信机制和退出机制，制定健康医疗大数据挖掘、应用的安全和管理规范。

第二十七条　责任单位实施健康医疗大数据管理和服务，应当按照法律法规和相关文件规定，遵循医学伦理原则，保护个人隐私。

第二十八条　责任单位应当根据本单位健康医疗大数据管理的需求，明确相应的管理部门和岗位，按照国家授权，实行"统一分级授权、分类应用管理、权责一致"的管理制度，并建设相应的健康医疗大数据信息系统作为技术和管理支撑。

第二十九条　责任单位采集健康医疗大数据，应当严格执行国家和行业相关标准和程序，符合业务应用技术标准和管理规范，做到标准统一、术语规范、内容准确，保证服务和管理对象在本单位信息系统中身份标识唯一、基本数据项一致，所采集的信息应当严格实行信息复核终审程序，做好数据质量管理。

第三十条　责任单位应当具备符合国家有关规定要求的数据存储、容灾备份和安全管理条件，加强对健康医疗大数据的存储管理。健康医疗大数据应当存储在境内安全可信的服务器上，因业务需要确需向境外提供的，应当按照相关法律法规及有关要求进行安全评估审核。

第三十一条　责任单位选择健康医疗大数据服务提供商时，应当确保其符合国家和行业规定及要求，具备履行相关法规制度、落实相关标准、确保数据安全的能力，建立数据安全管理、个人隐私保护、应急响应管理等方面管理制度。

第三十二条　责任单位委托有关机构存储、运营健康医疗大数据，委托单位与受托单位共同承担健康医疗大数据的管理和安全责任。受托单位应当严格按照相关法律法规和委托协议做好健康医疗大数据的存储、管理与运营工作。

第三十三条　责任单位应当结合服务和管理工作需要，及时更新、甄别、优化和维护健康医疗大数据，确保信息处于最新、连续、有效、优质和安全状态。

第三十四条　责任单位发生变更时，应当将所管理的健康医疗大数据完整、安全地移交给承接延续其职能的机构或本行政区域内的卫生健康行政部门，不得造成健康医疗大数据的损毁、丢失和泄露。

第三十五条　责任单位向社会公开健康医疗大数据时，应当遵循国家有关规定，不得泄露国家秘密、商业秘密和个人隐私，不得侵害国家利益、社会公共利益和公民、法人及其他组织的合法权益。

第三十六条　责任单位应当加强健康医疗大数据的使用和服务，创造条件规范使用健康医疗大数据，推动部分健康医疗大数据在线查询。

第三十七条　国家卫生健康委员会负责按照国家信息资源开放共享有关规定，建立健康医疗大数据开放共享的工作机制，加强健康医疗大数据的共享和交换，统筹建设健康医疗大数据上报系统平台、信息资源目录体系和共享交换体系。

第五章 管理监督

第三十八条 卫生健康行政部门应当加强监督管理，对本行政区域内各责任单位健康医疗大数据安全管理工作开展日常检查，指导监督本行政区域内各责任单位数据综合利用工作，提高数据服务质量和确保安全。各级各类医疗卫生机构应当接入相应区域全民健康信息平台，传输和备份医疗健康服务产生的数据，并向卫生健康行政部门开放监管端口。

第三十九条 卫生健康行政部门应当加强监测评估，定期开展健康医疗大数据平台和服务商的稳定和安全测评及健康医疗大数据应用的安全监测评估，建立网络安全防护、系统互联共享、公民隐私保护等软件评价和安全审查保密制度。

第四十条 卫生健康行政部门会同相关部门建立健康医疗大数据安全管理工作责任追究制度。对于违反本办法规定的单位和个人，由主管部门视情节轻重予以约谈、督导整改、诫勉、通报批评、处分或提出给予处分的建议；构成违法的，移送司法部门依法追究法律责任。

第六章 附则

第四十一条 本办法自印发之日起施行。

附录 3

国务院关于印发促进大数据发展行动纲要的通知

国发〔2015〕50 号

各省、自治区、直辖市人民政府，国务院各部委、各直属机构：

现将《促进大数据发展行动纲要》印发给你们，请认真贯彻落实。

国务院

2015 年 8 月 31 日

（本文有删减）

大数据是以容量大、类型多、存取速度快、应用价值高为主要特征的数据集合，正快速发展为对数量巨大、来源分散、格式多样的数据进行采集、存储和关联分析，从中发现新知识、创造新价值、提升新能力的新一代信息技术和服务业态。

信息技术与经济社会的交汇融合引发了数据迅猛增长，数据已成为国家基础性战略资源，大数据正日益对全球生产、流通、分配、消费活动以及经济运行机制、社会生活方式和国家治理能力产生重要影响。目前，我国在大数据发展和应用方面已具备一定基础，拥有市场优势和发展潜力，但也存在政府数据开放共享不足、产业基础薄弱、缺乏顶层设计和统筹规划、法律法规建设滞后、创新应用领域不广等问题，亟待解决。为贯彻落实党中央、国务院决策部署，全面推进我国大数据发展和应用，加快建设数据强国，特制定本行动纲要。

一、发展形势和重要意义

全球范围内，运用大数据推动经济发展、完善社会治理、提升政府服务和监管能力正成为趋势，有关发达国家相继制定实施大数据战略性文件，大力推动大数据发展和应用。目前，我国互联网、移动互联网用户规模居全球第一，拥有丰富的数据资源和应用市场优势，大数据部分关键技术研发取得突破，涌现出一批互联网创新企业和创新应用，一些地方政府已启动大数据相关工作。坚持创新驱动发展，加快大数据部署，深化大数据应用，已成为稳增长、促改革、调结构、惠民生和推动政府治理能力现代化的内在需要和必然选择。

（一）大数据成为推动经济转型发展的新动力

以数据流引领技术流、物质流、资金流、人才流，将深刻影响社会分工协作的组织模式,促进生产组织方式的集约和创新。大数据推动社会生产要素的网络化共享、集约化整合、协作化开发和高效化利用,改变了传统的生产方式和经济运行机制,可显著提升经济运行水平和效率。大数据持续激发商业模式创新,不断催生新业态,已成为互联网等新兴领域促进业务创新增值、提升企业核心价值的重要驱动力。大数据产业正在成为新的经济增长点,将对未来信息产业格局产生重要影响。

（二）大数据成为重塑国家竞争优势的新机遇

在全球信息化快速发展的大背景下,大数据已成为国家重要的基础性战略资源,正引领新一轮科技创新。充分利用我国的数据规模优势,实现数据规模、质量和应用水平同步提升,发掘和释放数据资源的潜在价值,有利于更好发挥数据资源的战略作用,增强网络空间数据主权保护能力,维护国家安全,有效提升国家竞争力。

（三）大数据成为提升政府治理能力的新途径

大数据应用能够揭示传统技术方式难以展现的关联关系,推动政府数据开放共享,促进社会事业数据融合和资源整合,将极大提升政府整体数据分析能力,为有效处理复杂社会问题提供新的手段。建立"用数据说话、用数据决策、用数据管理、用数据创新"的管理机制,实现基于数据的科学决策,将推动政府管理理念和社会治理模式进步,加快建设与社会主义市场经济体制和中国特色社会主义事业发展相适应的法治政府、创新政府、廉洁政府和服务型政府,逐步实现政府治理能力现代化。

二、指导思想和总体目标

（一）指导思想

深入贯彻党的十八大和十八届二中、三中、四中全会精神,按照党中央、国务院决策部署,发挥市场在资源配置中的决定性作用,加强顶层设计和统筹协调,大力推动政府信息系统和公共数据互联开放共享,加快政府信息平台整合,消除信息孤岛,推进数据资源向社会开放,增强政府公信力,引导社会发展,服务公众企业;以企业为主体,营造宽松公平环境,加大大数据关键技术研发、产业发展和人才培养力度,着力推进数据汇集和发掘,深化大数据在各行业创新应用,促进大数据产业健康发展;完善法规制度和标准体系,科学规范利用大数据,切实保障数据安全。通过促进大数据发展,加快建设数据强国,释放技术红利、制度红利和创新红利,提升政府治理能力,推动经济转型升级。

（二）总体目标

立足我国国情和现实需要,推动大数据发展和应用在未来 5—10 年逐步实现以下目标:

打造精准治理、多方协作的社会治理新模式。将大数据作为提升政府治理能力的重要手段,通过高效采集、有效整合、深化应用政府数据和社会数据,提升政府决策和风险防范水平,提高社会治理的精准性和有效性,增强乡村社会治理能力;助力简政放权，支持从事前审批向事中事后监管转变，推动商事制度改革；促进政府监管和社会监督有机结合，有效调动社会力量参与社会治理的积极性。2017 年底前形成跨部门数据资源共享共用格局。

建立运行平稳、安全高效的经济运行新机制。充分运用大数据，不断提升信用、财政、金融、税收、农业、统计、进出口、资源环境、产品质量、企业登记监管等领域数据资源的获取和利用能力，丰富经济统计数据来源，实现对经济运行更为准确的监测、分析、预测、预警，提高决策的针对性、科学性和时效性，提升宏观调控以及产业发展、信用体系、市场监管等方面管理效能，保障供需平衡，促进经济平稳运行。

构建以人为本、惠及全民的民生服务新体系。围绕服务型政府建设，在公用事业、市政管理、城乡环境、农村生活、健康医疗、减灾救灾、社会救助、养老服务、劳动就业、社会保障、文化教育、交通旅游、质量安全、消费维权、社区服务等领域全面推广大数据应用，利用大数据洞察民生需求，优化资源配置，丰富服务内容，拓展服务渠道，扩大服务范围，提高服务质量，提升城市辐射能力，推动公共服务向基层延伸，缩小城乡、区域差距，促进形成公平普惠、便捷高效的民生服务体系，不断满足人民群众日益增长的个性化、多样化需求。

开启大众创业、万众创新的创新驱动新格局。形成公共数据资源合理适度开放共享的法规制度和政策体系，2018 年底前建成国家政府数据统一开放平台，率先在信用、交通、医疗、卫生、就业、社保、地理、文化、教育、科技、资源、农业、环境、安监、金融、质量、统计、气象、海洋、企业登记监管等重要领域实现公共数据资源合理适度向社会开放，带动社会公众开展大数据增值性、公益性开发和创新应用，充分释放数据红利，激发大众创业、万众创新活力。

培育高端智能、新兴繁荣的产业发展新生态。推动大数据与云计算、物联网、移动互联网等新一代信息技术融合发展，探索大数据与传统产业协同发展的新业态、新模式，促进传统产业转型升级和新兴产业发展，培育新的经济增长点。形成一批满足大数据重大应用需求的产品、系统和解决方案，建立安全可信的大数据技术体系，大数据产品和服务达到国际先进水平，国内市场占有率显著提高。培育一批面向全球的骨干企业和特色鲜明的创新型中小企业。构建形成政产学研用多方联动、协调发展的大数据产业生态体系。

三、主要任务

（一）加快政府数据开放共享，推动资源整合，提升治理能力

1. 大力推动政府部门数据共享

加强顶层设计和统筹规划，明确各部门数据共享的范围边界和使用方式，厘清各部门数据管理及共享的义务和权利，依托政府数据统一共享交换平台，大力推进国家人口基础信息库、法人单位信息资源库、自然资源和空间地理基础信息库等国家基础数据资源，以及金税、金关、金财、金审、金盾、金宏、金保、金土、金农、金水、金质等信息系统跨部门、跨区域共享。加快各地区、各部门、各有关企事业单位及社

会组织信用信息系统的互联互通和信息共享，丰富面向公众的信用信息服务，提高政府服务和监管水平。结合信息惠民工程实施和智慧城市建设，推动中央部门与地方政府条块结合、联合试点，实现公共服务的多方数据共享、制度对接和协同配合。

2. 稳步推动公共数据资源开放

在依法加强安全保障和隐私保护的前提下，稳步推动公共数据资源开放。推动建立政府部门和事业单位等公共机构数据资源清单，按照"增量先行"的方式，加强对政府部门数据的国家统筹管理，加快建设国家政府数据统一开放平台。制定公共机构数据开放计划，落实数据开放和维护责任，推进公共机构数据资源统一汇聚和集中向社会开放，提升政府数据开放共享标准化程度，优先推动信用、交通、医疗、卫生、就业、社保、地理、文化、教育、科技、资源、农业、环境、安监、金融、质量、统计、气象、海洋、企业登记监管等民生保障服务相关领域的政府数据集向社会开放。建立政府和社会互动的大数据采集形成机制，制定政府数据共享开放目录。通过政务数据公开共享，引导企业、行业协会、科研机构、社会组织等主动采集并开放数据。

3. 统筹规划大数据基础设施建设

结合国家政务信息化工程建设规划，统筹政务数据资源和社会数据资源，布局国家大数据平台、数据中心等基础设施。加快完善国家人口基础信息库、法人单位信息资源库、自然资源和空间地理基础信息库等基础信息资源和健康、就业、社保、能源、信用、统计、质量、国土、农业、城乡建设、企业登记监管等重要领域信息资源，加强与社会大数据的汇聚整合和关联分析。推动国民经济动员大数据应用。加强军民信息资源共享。充分利用现有企业、政府等数据资源和平台设施，注重对现有数据中心及服务器资源的改造和利用，建设绿色环保、低成本、高效率、基于云计算的大数据基础设施和区域性、行业性数据汇聚平台，避免盲目建设和重复投资。加强对互联网重要数据资源的备份及保护。

4. 支持宏观调控科学化

建立国家宏观调控数据体系，及时发布有关统计指标和数据，强化互联网数据资源利用和信息服务，加强与政务数据资源的关联分析和融合利用，为政府开展金融、税收、审计、统计、农业、规划、消费、投资、进出口、城乡建设、劳动就业、收入分配、电力及产业运行、质量安全、节能减排等领域运行动态监测、产业安全预测预警以及转变发展方式分析决策提供信息支持，提高宏观调控的科学性、预见性和有效性。

5. 推动政府治理精准化

在企业监管、质量安全、节能降耗、环境保护、食品安全、安全生产、信用体系建设、旅游服务等领域，推动有关政府部门和企事业单位将市场监管、检验检测、违法失信、企业生产经营、销售物流、投诉举报、消费维权等数据进行汇聚整合和关联分析，统一公示企业信用信息，预警企业不正当行为，提升政府决策和风险防范能力，支持加强事中事后监管和服务，提高监管和服务的针对性、有效性。推动改进政府管理和公共治理方式，借助大数据实现政府负面清单、权力清单和责任清单的透明化管理，完善大数据监督和技术反腐体系，促进政府简政放权、依法行政。

6. 推进商事服务便捷化

加快建立公民、法人和其他组织统一社会信用代码制度，依托全国统一的信用信息共享交换平台，建设企业信用信息公示系统和"信用中国"网站，共享整合各地区、各领域信用信息，为社会公众提供查询注册登记、行政许可、行政处罚等各类信用信息的一站式服务。在全面实行工商营业执照、组织机构代码证和税务登记证"三证合一"、"一照一码"登记制度改革中，积极运用大数据手段，简化办理程序。建立项目并联审批平台，形成网上审批大数据资源库，实现跨部门、跨层级项目审批、核准、备案的统一受理、同步审查、信息共享、透明公开。鼓励政府部门高效采集、有效整合并充分运用政府数据和社会数据，掌握企业需求，推动行政管理流程优化再造，在注册登记、市场准入等商事服务中提供更加便捷有效、更有针对性的服务。利用大数据等手段，密切跟踪中小微企业特别是新设小微企业运行情况，为完善相关政策提供支持。

7. 促进安全保障高效化

加强有关执法部门间的数据流通，在法律许可和确保安全的前提下，加强对社会治理相关领域数据的归集、发掘及关联分析，强化对妥善应对和处理重大突发公共事件的数据支持，提高公共安全保障能力，推动构建智能防控、综合治理的公共安全体系，维护国家安全和社会安定。

8. 加快民生服务普惠化

结合新型城镇化发展、信息惠民工程实施和智慧城市建设，以优化提升民生服务、激发社会活力、促进大数据应用市场化服务为重点，引导鼓励企业和社会机构开展创新应用研究，深入发掘公共服务数据，在城乡建设、人居环境、健康医疗、社会救助、养老服务、劳动就业、社会保障、质量安全、文化教育、交通旅游、消费维权、城乡服务等领域开展大数据应用示范，推动传统公共服务数据与互联网、移动互联网、可穿戴设备等数据的汇聚整合，开发各类便民应用，优化公共资源配置，提升公共服务水平。

（二）推动产业创新发展，培育新兴业态，助力经济转型

1. 发展工业大数据

推动大数据在工业研发设计、生产制造、经营管理、市场营销、售后服务等产品全生命周期、产业链全流程各环节的应用，分析感知用户需求，提升产品附加价值，打造智能工厂。建立面向不同行业、不同环节的工业大数据资源聚合和分析应用平台。抓住互联网跨界融合机遇，促进大数据、物联网、云计算和三维（3D）打印技术、个性化定制等在制造业全产业链集成运用，推动制造模式变革和工业转型升级。

2. 发展新兴产业大数据

大力培育互联网金融、数据服务、数据探矿、数据化学、数据材料、数据制药等新业态，提升相关产业大数据资源的采集获取和分析利用能力，充分发掘数据资源支

撑创新的潜力，带动技术研发体系创新、管理方式变革、商业模式创新和产业价值链体系重构，推动跨领域、跨行业的数据融合和协同创新，促进战略性新兴产业发展、服务业创新发展和信息消费扩大，探索形成协同发展的新业态、新模式，培育新的经济增长点。

3. 发展农业农村大数据

构建面向农业农村的综合信息服务体系，为农民生产生活提供综合、高效、便捷的信息服务，缩小城乡数字鸿沟，促进城乡发展一体化。加强农业农村经济大数据建设，完善村、县相关数据采集、传输、共享基础设施，建立农业农村数据采集、运算、应用、服务体系，强化农村生态环境治理，增强乡村社会治理能力。统筹国内国际农业数据资源，强化农业资源要素数据的集聚利用，提升预测预警能力。整合构建国家涉农大数据中心，推进各地区、各行业、各领域涉农数据资源的共享开放，加强数据资源发掘运用。加快农业大数据关键技术研发，加大示范力度，提升生产智能化、经营网络化、管理高效化、服务便捷化能力和水平。

4. 发展万众创新大数据

适应国家创新驱动发展战略，实施大数据创新行动计划，鼓励企业和公众发掘利用开放数据资源，激发创新创业活力，促进创新链和产业链深度融合，推动大数据发展与科研创新有机结合，形成大数据驱动型的科研创新模式，打通科技创新和经济社会发展之间的通道，推动万众创新、开放创新和联动创新。

5. 推进基础研究和核心技术攻关

围绕数据科学理论体系、大数据计算系统与分析理论、大数据驱动的颠覆性应用模型探索等重大基础研究进行前瞻布局，开展数据科学研究，引导和鼓励在大数据理论、方法及关键应用技术等方面展开探索。采取政产学研用相结合的协同创新模式和基于开源社区的开放创新模式，加强海量数据存储、数据清洗、数据分析发掘、数据可视化、信息安全与隐私保护等领域关键技术攻关，形成安全可靠的大数据技术体系。支持自然语言理解、机器学习、深度学习等人工智能技术创新，提升数据分析处理能力、知识发现能力和辅助决策能力。

6. 形成大数据产品体系

围绕数据采集、整理、分析、发掘、展现、应用等环节，支持大型通用海量数据存储与管理软件、大数据分析发掘软件、数据可视化软件等软件产品和海量数据存储设备、大数据一体机等硬件产品发展，带动芯片、操作系统等信息技术核心基础产品发展，打造较为健全的大数据产品体系。大力发展与重点行业领域业务流程及数据应用需求深度融合的大数据解决方案。

7. 完善大数据产业链

支持企业开展基于大数据的第三方数据分析发掘服务、技术外包服务和知识流程外包服务。鼓励企业根据数据资源基础和业务特色，积极发展互联网金融和移动金融等新业态。推动大数据与移动互联网、物联网、云计算的深度融合，深化大数据在各行业的创新应用，积极探索创新协作共赢的应用模式和商业模式。加强大数据应用创新能力建设，建立政产学研用联动、大中小企业协调发展的大数据产业体系。建立和完善大数据产业公共服务支撑体系，组建大数据开源社区和产业联盟，促进协同创新，加快计量、标准化、检验检测和认证认可等大数据产业质量技术基础建设，加速大数据应用普及。

（三）强化安全保障，提高管理水平，促进健康发展

1. 健全大数据安全保障体系

加强大数据环境下的网络安全问题研究和基于大数据的网络安全技术研究，落实信息安全等级保护、风险评估等网络安全制度，建立健全大数据安全保障体系。建立大数据安全评估体系。切实加强关键信息基础设施安全防护，做好大数据平台及服务商的可靠性及安全性评测、应用安全评测、监测预警和风险评估。明确数据采集、传输、存储、使用、开放等各环节保障网络安全的范围边界、责任主体和具体要求，切实加强对涉及国家利益、公共安全、商业秘密、个人隐私、军工科研生产等信息的保护。妥善处理发展创新与保障安全的关系，审慎监管，保护创新，探索完善安全保密管理规范措施，切实保障数据安全。

2. 强化安全支撑

采用安全可信产品和服务，提升基础设施关键设备安全可靠水平。建设国家网络安全信息汇聚共享和关联分析平台，促进网络安全相关数据融合和资源合理分配，提升重大网络安全事件应急处理能力；深化网络安全防护体系和态势感知能力建设，增强网络空间安全防护和安全事件识别能力。开展安全监测和预警通报工作，加强大数据环境下防攻击、防泄露、防窃取的监测、预警、控制和应急处置能力建设。

四、政策机制

（一）完善组织实施机制

建立国家大数据发展和应用统筹协调机制，推动形成职责明晰、协同推进的工作格局。加强大数据重大问题研究，加快制定出台配套政策，强化国家数据资源统筹管理。加强大数据与物联网、智慧城市、云计算等相关政策、规划的协同。加强中央与地方协调，引导地方各级政府结合自身条件合理定位、科学谋划，将大数据发展纳入本地区经济社会和城镇化发展规划，制定出台促进大数据产业发展的政策措施，突出区域特色和分工，抓好措施落实，实现科学有序发展。设立大数据专家咨询委员会，为大数据发展应用及相关工程实施提供决策咨询。各有关部门要进一步统一思想，认真落实本行动纲要提出的各项任务，共同推动形成公共信息资源共享共用和大数据产业健康安全发展的良好格局。

（二）加快法规制度建设

修订政府信息公开条例。积极研究数据开放、保护等方面制度，实现对数据资源

采集、传输、存储、利用、开放的规范管理，促进政府数据在风险可控原则下最大程度开放，明确政府统筹利用市场主体大数据的权限及范围。制定政府信息资源管理办法，建立政府部门数据资源统筹管理和共享复用制度。研究推动网上个人信息保护立法工作，界定个人信息采集应用的范围和方式，明确相关主体的权利、责任和义务，加强对数据滥用、侵犯个人隐私等行为的管理和惩戒。推动出台相关法律法规，加强对基础信息网络和关键行业领域重要信息系统的安全保护，保障网络数据安全。研究推动数据资源权益相关立法工作。

（三）健全市场发展机制

建立市场化的数据应用机制，在保障公平竞争的前提下，支持社会资本参与公共服务建设。鼓励政府与企业、社会机构开展合作，通过政府采购、服务外包、社会众包等多种方式，依托专业企业开展政府大数据应用，降低社会管理成本。引导培育大数据交易市场，开展面向应用的数据交易市场试点，探索开展大数据衍生产品交易，鼓励产业链各环节市场主体进行数据交换和交易，促进数据资源流通，建立健全数据资源交易机制和定价机制，规范交易行为。

（四）建立标准规范体系

推进大数据产业标准体系建设，加快建立政府部门、事业单位等公共机构的数据标准和统计标准体系，推进数据采集、政府数据开放、指标口径、分类目录、交换接口、访问接口、数据质量、数据交易、技术产品、安全保密等关键共性标准的制定和实施。加快建立大数据市场交易标准体系。开展标准验证和应用试点示范，建立标准符合性评估体系，充分发挥标准在培育服务市场、提升服务能力、支撑行业管理等方面的作用。积极参与相关国际标准制定工作。

（五）加大财政金融支持

强化中央财政资金引导，集中力量支持大数据核心关键技术攻关、产业链构建、重大应用示范和公共服务平台建设等。利用现有资金渠道，推动建设一批国际领先的重大示范工程。完善政府采购大数据服务的配套政策，加大对政府部门和企业合作开发大数据的支持力度。鼓励金融机构加强和改进金融服务，加大对大数据企业的支持力度。鼓励大数据企业进入资本市场融资，努力为企业重组并购创造更加宽松的金融政策环境。引导创业投资基金投向大数据产业，鼓励设立一批投资于大数据产业领域的创业投资基金。

（六）加强专业人才培养

创新人才培养模式，建立健全多层次、多类型的大数据人才培养体系。鼓励高校设立数据科学和数据工程相关专业，重点培养专业化数据工程师等大数据专业人才。鼓励采取跨校联合培养等方式开展跨学科大数据综合型人才培养，大力培养具有统计分析、计算机技术、经济管理等多学科知识的跨界复合型人才。鼓励高等院校、职业院校和企业合作，加强职业技能人才实践培养，积极培育大数据技术和应用创新型人才。依托社会化教育资源，开展大数据知识普及和教育培训，提高社会整体认知和应用水平。

（七）促进国际交流合作

坚持平等合作、互利共赢的原则，建立完善国际合作机制，积极推进大数据技术交流与合作，充分利用国际创新资源，促进大数据相关技术发展。结合大数据应用创新需要，积极引进大数据高层次人才和领军人才，完善配套措施，鼓励海外高端人才回国就业创业。引导国内企业与国际优势企业加强大数据关键技术、产品的研发合作，支持国内企业参与全球市场竞争，积极开拓国际市场，形成若干具有国际竞争力的大数据企业和产品。